Ursula Lausterer

Individuelle Ernährung bei Neurodermitis

Durch gezielte Auswahl der Lebensmittel Neurodermitis in den Griff bekommen. Mit phantasievollen und köstlichen Rezeptideen für Kinder und Erwachsene

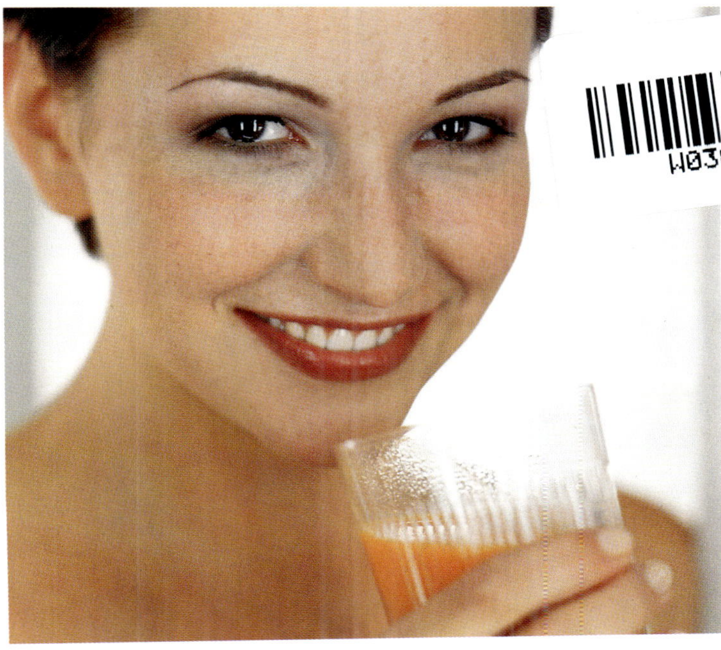

Südwest

Inhalt

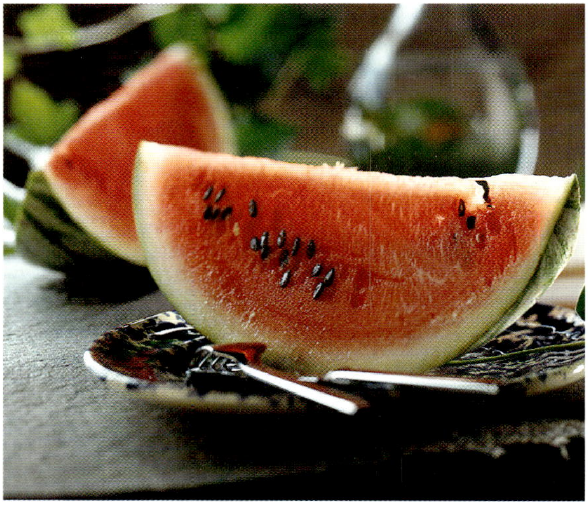

Wassermelonen eignen sich für die Grundstufe des Ernährungsplans.

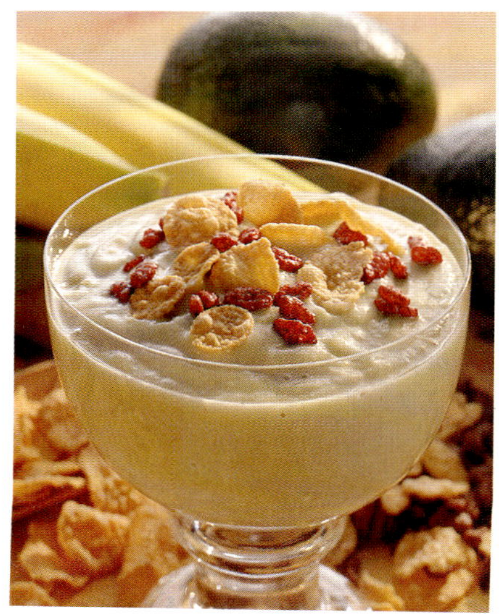

Fruchtmüslis mit Cornflakes und Reispops als gesunder Start in den Tag.

Prickelnde Fruchtdrinks – nicht nur im Sommer wohltuend.

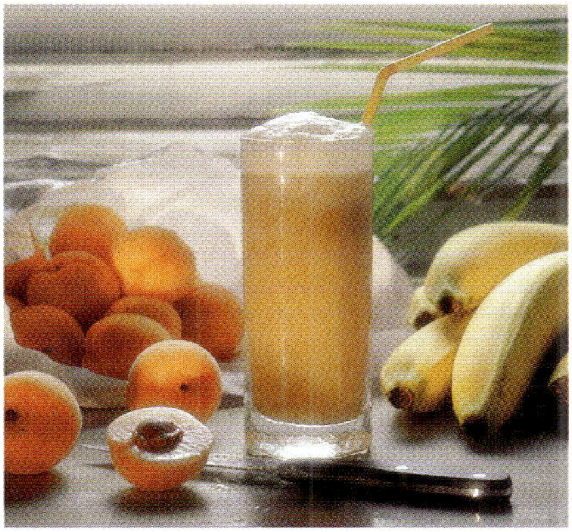

Eine Quiche bietet Variationsmöglichkeiten an.

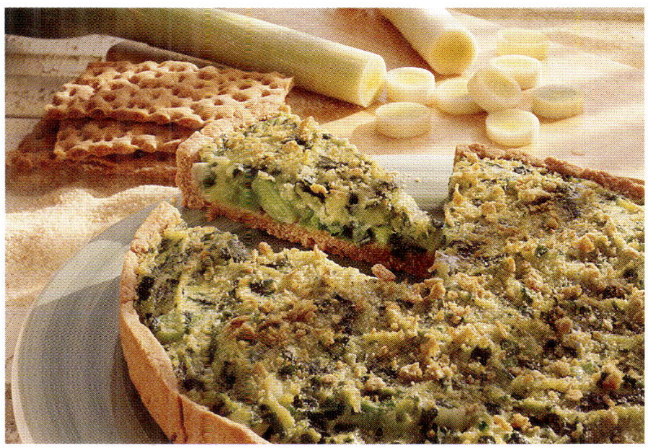

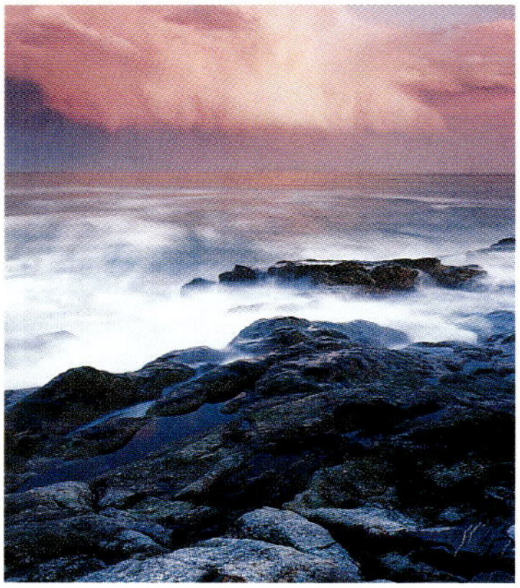

Der Körper braucht Freiräume zur Entspannung nach Stresssituationen. Ein möglichst natürlicher Lebensrhythmus schafft die nötigen Atempausen.

Neurodermitis lässt sich sowohl auf äußere als auch auf psychische Einflüsse zurückführen. Jeder Betroffene erlebt den Ausbruch und den Verlauf seiner Krankheit unterschiedlich und jeder reagiert anders.

Vorwort

Schätzungsweise 3,4 Millionen Bundesbürger sind von Neurodermitis betroffen. Viele leiden bereits im Alter von wenigen Wochen unter dem quälenden Juckreiz dieser chronischen Hauterkrankung. Die Auslöser sind vielschichtig: Neben der erblichen Veranlagung können Umwelteinflüsse, psychische Probleme oder Nahrungsmittelallergene einen Ekzemschub verursachen.
Stress und Anspannung sollten abgebaut werden, Selbstständigkeit und Selbstvertrauen müssen gestärkt und unterstützt werden und vor allem muss ein entspannter Umgang mit der Erkrankung und ihren Auswirkungen auf das Leben erlernt werden.
In meiner persönlichen Situation als Mutter von Kindern mit Neurodermitis habe ich sehr davon profitiert, Mitglied einer Gruppe zu sein, die vorwiegend aus Familien mit neurodermitiskranken Kindern besteht. Die meisten dieser Familien waren in der Kinderklinik Gelsenkirchen-Buer. Dort wurde ein spezielles Behandlungsprogramm entwickelt, um Neurodermitis durch säurearme Ernährung, Entspannungsübungen und Gespräche auch ohne Kortison und ohne Schutzverbände wirkungsvoll zu behandeln.

Einflussfaktor Ernährung

Immer wieder hört man, dass es Betroffenen gelungen ist, durch eine Ernährungsumstellung die Krankheit in den Griff zu bekommen. Oft handelt es sich bei diesen Ernährungsformen aber um abwechslungsarme und langweilig schmeckende Diäten, die das Elend noch vergrößern. Ein Kochbuch für Neurodermitiker – das erscheint auf den ersten Blick kaum machbar, da alle Betroffenen auf unterschiedliche Dinge reagieren. Aber es ist möglich, kreativ und einfallsreich auch für Neurodermitiker zu kochen. Und es ist sogar leichter, als man zunächst glaubt.

Nahrungsmittel geschickt kombiniert

Die Rezepte in diesem Buch zeichnen sich dadurch aus, dass in jedem Gericht nur wenige Zutaten und meist keine Kräuter und Gewürze enthalten sind. Soja- und Milchprodukte sind als Varianten vermerkt. Auf Fleischgerichte sowie Eiersatzprodukte wurde verzichtet. Stattdessen versuche ich, Sie zu ermutigen, die bei Neurodermitikern relativ geringe Speisenauswahl ungewohnt zu kombinieren, um dadurch zu vielfältigen und interessanten Geschmacksvariationen zu kommen. Nahrungsmittel, die von dem einen oder anderen nicht vertragen werden, können jederzeit ausgewechselt werden. Die hier vorgestellten Rezepte sollten eine Anregung sein, Einzelzutaten auszutauschen und neue Kombinationen auszuprobieren. So macht die Neurodermitisdiät wieder Spaß und wird zu einem kulinarischen Erlebnis.

Muttermilch ist die ideale Nahrung für Ihr Baby. Während der ersten Monate sollten Kinder möglichst nur von Muttermilch ernährt werden. Das gilt insbesondere dann, wenn in der Familie schon Allergien aufgetreten sind.

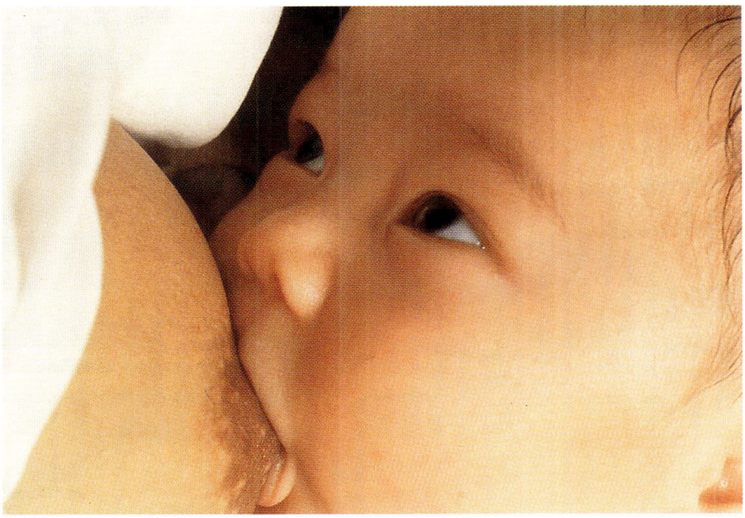

Muttermilch stärkt die Abwehrkräfte des Kindes. Deshalb ist Stillen wirksame Vorbeugung gegen allergische Erkrankungen aller Art.

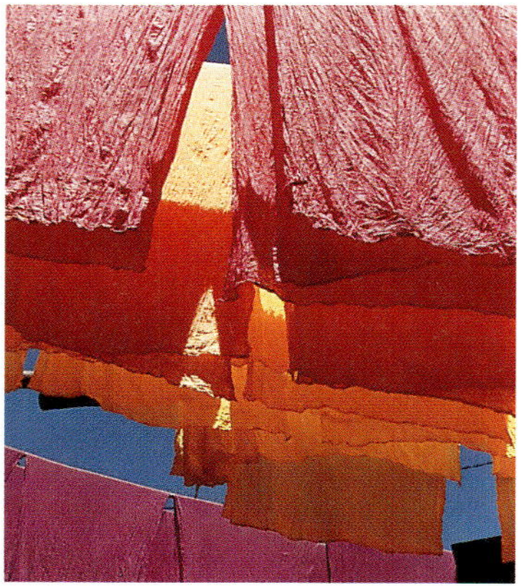

Neurodermitiskranke sollten Naturfasern tragen. Textilien aus Ländern der Dritten Welt sind im Allgemeinen gering mit aggressiven Chemikalien belastet.

Häufig kann ein Neurodermitisschub auch von Kleidungsstücken oder Bettwäsche ausgelöst werden. Das liegt daran, dass Stoffe mit zahlreichen Chemikalien behandelt werden, um ihnen besondere Eigenschaften zu verleihen.

Besser leben mit Neurodermitis

Neurodermitis ist eine Erkrankung, für die es typisch ist, dass sich erscheinungsfreie Zeiten mit Ekzemschüben abwechseln. Viele Betroffene machen die Erfahrung, dass sie in entspannten Situationen, etwa im Urlaub, völlig ohne Symptome sind. Aus diesen Erfahrungen lässt sich folgern, dass dieser Zustand grundsätzlich auch zu Hause zu erreichen sein müsste. Um dahin zu kommen, sollten besonders diese vier Prinzipien berücksichtigt werden:

- Schädigende Faktoren möglichst ausschalten und äußere Reize einschränken.
- Den Alltag so entspannt wie möglich gestalten; Gefühle besser ausdrücken lernen.
- Eigenverantwortung übernehmen und Selbstbewusstsein und Selbstständigkeit aufbauen.
- Die körpereigene Abwehr durch eine basenreiche, allergenarme Ernährung stärken.

Quälend juckender Hautausschlag

Je nach Hauttyp, Alter und Krankheitszustand zeigen sich unterschiedlich starke Hautausschläge. Armbeugen, Handgelenke, Hals und Nacken sind besonders häufig betroffen. Aber auch Kniekehlen, Gesicht, Kopfhaut, Dekolletee und Schultern können befallen sein. Häufig tritt der Ausschlag streng symmetrisch auf. Die Haut der betroffenen Stellen ist gereizt; sie kann gerötet, geschwollen und entzündet sein. Manchmal nässt die Haut oder es bilden sich borkige gelbliche Krusten. Offene Stellen sind wiederum anfällig für Infektionen. Manchmal bilden sich stark juckende Quaddeln oder Knötchen, gelegentlich spannt die Haut und schmerzt bei jeder Bewegung. Insbesondere an den Beugestellen können schlecht heilende Risse entstehen.

Schädigende Faktoren ausschalten

Für Neurodermitiker ist es wichtig, Belastungen von außen möglichst gering zu halten. Oft ist nicht bekannt, welche Faktoren im Einzelnen schaden, und diese sind häufig auch nur schwer auszumachen. Es gibt jedoch eine Reihe von Einflüssen, die prinzipiell vermieden werden sollten, um die Grundbelastung möglichst gering zu halten:

- Meiden Sie tierische Produkte wie Felle, Federn oder Wolle. Benutzen Sie statt Rosshaarmatratzen und -überzügen Bettwäsche aus pflanzlichen Produkten, z. B. Kapok. Schaumstoffmatratzen sollten mit mehreren Lagen Baumwolltüchern bedeckt werden, damit die Haut besser atmen kann.
- Verzichten Sie auf Chemiefasern und auf unnötige Waschmittelzusätze bei der Reinigung von Wäsche und Kleidung. Bevorzugen Sie Kleidung aus Baumwolle. Langsames Aus- und Anziehen der Kleidung verhindert, dass Juckreiz ausgelöst wird.
- Spülen Sie die Wäsche nach dem Waschen gründlich durch, bis das Spülwasser klar ist, und nehmen Sie Abschied von Weichspülern.
- Plastik und Gummi (Schnuller, Windeln, Gummihosen, Gummistiefel) verhindern, dass die Haut atmen kann und können dadurch Neurodermitisschübe auslösen. Wenn speziell die Füße von Ekzemen befallen sind, eignen sich Sandalen oder andere offene Schuhe als Hausschuhe.
- Beschränken Sie den Kontakt mit Wasser, und achten Sie darauf, dass es nicht zu warm ist. 32 bis 33 °C sind ideal.

Gebrauchte Kleidung und Bettwäsche, die durch häufiges Waschen weich geworden ist, eignen sich besonders gut für die empfindliche Haut. Sie scheuern nicht und sind meist auch frei von chemischen Rückständen.

- Verzichten Sie auf Schaummittel, Badezusätze oder Seifen, und meiden Sie Chlorwasser und Desinfektionsmittel.
- Auch Zahnpasta kann weggelassen werden; die Zähne werden allein durch das Bürsten gereinigt.
- Kurze Fingernägel erschweren das Aufkratzen der Haut. Auch Haare können die Haut reizen. Kurzgeschnittene Haare berühren befallene Hautstellen (Hals, Ohr etc.) nicht und verhindern, dass Ekzeme entstehen.
- Vermeiden Sie Farb- und Konservierungsstoffe in der Nahrung und in Medikamenten. Bevorzugen Sie naturbelassene Nahrungsmittel aus biologischem Anbau.
- Lassen Sie sich Medikamente eher als Tabletten denn als Saft verschreiben, da dieser Farbstoffe und Zucker enthält.

Umschläge mit Infirmarius-Rovit-Tee oder schwarzem Tee stillen den Juckreiz und haben eine heilende Wirkung. Sie werden lauwarm auf die erkrankte Haut gelegt und sollten etwa zwanzig Minuten einwirken.

Die Haut unterstützen und die Abwehr stärken

- Zur Aktivierung der Heilkräfte können 500 Gramm Salz in einer halbvollen Badewanne Wasser aufgelöst werden. Ein Esslöffel Olivenöl im Badewasser gibt der Haut die Möglichkeit, so viel Fett aufzunehmen, wie sie im Moment benötigt. Überflüssiges Fett wandert beim Abtrocknen ins Handtuch.
- Trockene Haut kann zur Linderung des Juckreizes mit lauwarmem Tee abgetupft werden. Geeignet sind z. B. Infirmarius-Rovit Blut- und Hautreinigungstee sowie schwarzer Tee.
- Ist die Haut gerötet und geschwollen, können diese Stellen mit dem eigenen Urin betupft werden.
- Eiternde Hautstellen morgens und abends mit Kaliumpermanganatlösung abtupfen und dann mit einer leichten antibiotischen Salbe ohne Kortisonzusatz eincremen.
- Bekämpfen Sie nicht gleich jede Erhöhung der Körpertemperatur mit fiebersenkenden Mitteln. Fieber ist ein wichtiger körpereigener Mechanismus, der Erkrankungen bekämpft.
- Trinken Sie bei Infektionen besonders viel, damit unterstützen Sie das Ausschwemmen der Giftstoffe.

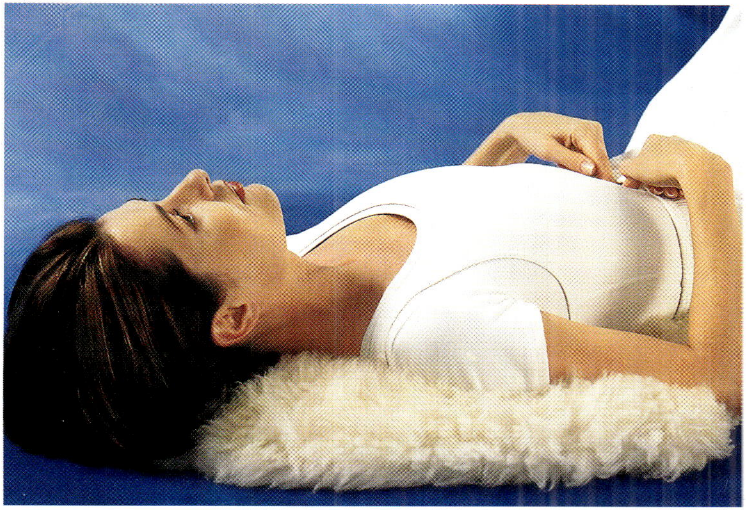

Autogenes Training steigert die Fähigkeit zur Entspannung und hebt die Toleranzschwelle gegenüber Stressfaktoren.

Autogenes Training

Autogenes Training ist eine inzwischen sehr bekannte und weit verbreitete Entspannungsmethode. Sowohl der Neurodermitiskranke selbst als auch seine unmittelbaren Bezugspersonen sollten lernen, sich auf diese oder eine ähnliche Weise zu entspannen. Autogenes Training ist eine gute Möglichkeit, bewusst und gezielt die Entspannung herbeizuführen, die durch Hobbys und Sport in der Freizeit möglicherweise nicht erreicht werden kann. Durch gezielte Atmung, Gedankenbilder und Körperbewusstsein wird körperliche Entspannung hervorgerufen, die auch das geistige Loslassen fördert. Beide Ebenen tragen zur positiven Wirkung für den Neurodermitiker bei. Der Juckreiz wird abgebaut, man wird gelassener und verspürt weniger Anspannung. Die Toleranz gegenüber Allergenen im Körper steigt. Für Kinder können Elemente des autogenen Trainings in Gutenachtgeschichten eingebaut werden. Folgende Bilder, die harmonisch und ruhig wirken, kommen besonders gut an:

Autogenes Training ist eine gute Möglichkeit, bewusst und gezielt die Entspannung herbeizuführen, die durch Hobby und Sport in der Freizeit möglicherweise nicht erreicht werden kann.

- Die Sonne scheint warm
- Wir haben Zeit und schauen den Wellen zu
- Die Wellen wiegen sich hin und her
- Es ist schön, dem ruhigen Spiel der Wellen zuzuschauen

Ruhe und Entspannung

Neurodermitiskinder kratzen sich häufig, wenn sich eine Situation unerwartet verändert, wenn ihnen etwas nicht gelingt, aber auch, wenn ihnen langweilig ist oder wenn sie sich freuen. Längerfristig müssen sie lernen, ihre Spannungen zu erkennen und ihre Gefühle auf andere Art auszudrücken.

Besondere Ereignisse wie ein Geburtstag, der erste Kindergartentag, die Einschulung, das Abitur, der Beginn einer Ausbildung, ebenso wie ein Berufswechsel oder Partnerschaftsprobleme können einen Ekzemschub verursachen. Jede ungewohnte Situation bedeutet Stress und Unsicherheit darüber, wie die aus ihr entstehenden Gefühle bewältigt werden können.
Je größer Anspannung und Aufregung sind, umso mehr Stresshormone werden ausgeschüttet und umso eher reagiert die Haut gereizt. Eine wichtige Hilfe für Neurodermitiker ist, Anspannung und Stress durch Entspannungsübungen zu verringern, wie sie z. B. das autogene Training bietet. Die Betroffenen sollten Strategien und Verhaltensmuster entwickeln und einüben, die ihnen helfen, neue Situationen mit Gelassenheit zu meistern, und sie müssen lernen, ihre Gefühle anders als durch Kratzen auszudrücken.

Erziehung zu Selbstbewusstsein

Ein selbstbewusster Mensch fühlt sich von anderen als Person und in seinen Fähigkeiten angenommen. Er traut sich an Dinge heran, probiert Neues aus und sammelt vielfältige Erfahrungen, negative wie positive. Gerade positive Erfahrungen sind wichtig. Sie fördern die Sicherheit im Umgang mit Situationen und Menschen und bewirken, dass Spannungen leichter ertragen werden. Es gibt zahlreiche Methoden, das

Selbstbewusstsein gezielt zu fördern – sowohl für Erwachsene als auch für Kinder. Dazu gehören u. a. ein offensiver Umgang mit der Krankheit und die Fähigkeit, darüber und über die damit verbundenen Lebensumstände zu sprechen.

Psychologische und ärztliche Unterstützung

Ein gesundes Selbstbewusstsein ist nicht nur nötig, um im zwischenmenschlichen Miteinander zu bestehen, sondern auch um sich selbst immer wieder zu motivieren, sein Anderssein zu akzeptieren und das Leben danach einzurichten. Das gilt insbesondere für Kinder, die sich immer wieder in Rechtfertigungssituationen gebracht sehen, warum sie bestimmte Sachen nicht essen, bestimmte Kleidungsstücke nicht tragen und manchmal einen so schrecklich aussehenden Ausschlag haben. Je mehr ein Betroffener über seine Erkrankung weiß, umso leichter fällt es ihm, mit solchen Situationen umzugehen. Selbsthilfegruppen – auch für Kinder – leisten hier wertvolle psychologische Unterstützung und bieten Raum, auch einmal die Erfahrung zu machen, nicht anders zu sein als andere.

Wenden Sie sich an Beratungsstellen, wenn Sie einen erfahrenen Arzt suchen oder sich über die verschiedenen Heil- und Diagnoseverfahren informieren möchten. Übrigens: Auch über das Internet sind mittlerweile zum Thema Neurodermitis viele wertvolle Informationen abrufbar.

Warum Neurodermitiker sich kratzen

- Kratzen als normale Reaktion auf einen unerträglichen Juckreiz
- Kratzen zum Abbau innerer Spannungen
- Kratzen als erlerntes Machtmittel

Es gibt nur eine richtige Art, auf das Kratzen zu reagieren: Man muss Neurodermitiker kratzen lassen.

Sagen Sie Einladungen zum Essen nicht ab. Sprechen Sie mit Freunden und Bekannten über Ihre Ernährung. Oder machen Sie selbst ein Fest, und servieren Sie nur Köstlichkeiten, die auch für Neurodermitiker geeignet sind.

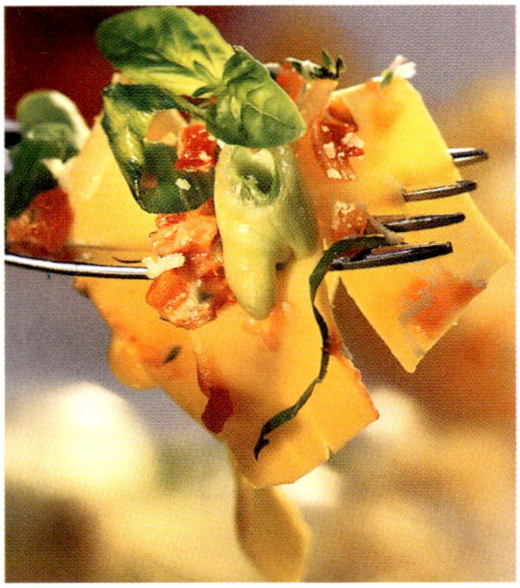

Säurearme Lebensmittel wie Gemüse und Nudeln sind für Neurodermitiker geeignet. Sie können auf vielfältige Weise appetitlich zubereitet werden.

Ernährungskriterien bei Neurodermitis

Säure- und allergenarme Nahrung als Grundlage

Eine basische, vorwiegend vegetarische und allergenarme Ernährung kann den Organismus stabilisieren, so dass er nach einem Jahr nicht mehr so stark auf Allergene reagiert. Durch Gemüse und Salate, die basisch wirken, können allergische Reaktionen insgesamt begrenzt werden. Bei den meisten Erkrankten bewirkt die Ernährungsumstellung eine deutliche Verbesserung des Hautbildes. Eine wohl überlegte und optimal zusammengestellte Ernährung ermöglicht es dem Organismus, zur Ruhe zu kommen und seine Abwehrkräfte zu stabilisieren.

Kein Einheitsrezept

Im Leben des Neurodermitikers gibt es immer wieder Situationen, in denen man sich der Krankheit besonders schmerzlich bewusst ist. Ein gesundes Selbstbewusstsein und das offene Gespräch helfen, auch solche Krisen zu bewältigen.

Es gibt keinen Diätplan, der für alle Neurodermitiker gleichermaßen geeignet wäre. Dennoch kennt man inzwischen einige Grundregeln, die für die Ernährung aller Allergiker eine gewisse Allgemeingültigkeit besitzen.

- Die Nahrung sollte naturbelassen und vollwertig sein. Bevorzugen Sie Obst, Gemüse und Getreide aus biologischem Anbau. Lebensmittelzusätze wie Farbstoffe, Konservierungsmittel oder synthetische Süßstoffe sollten Sie meiden.
- Säuren erzeugen wunde Haut und setzen die Schutzfunktion von Haut und Schleimhäuten (Nase, Mund, Magen, Darm) gegenüber Fremdstoffen herab. Das gilt für Fruchtsäuren aus Zitrusfrüchten oder anderen sauren Obstsorten ebenso

wie für Säuren, die im Körper entstehen, wenn tierische Eiweiße, Fette, Zucker oder Alkohol abgebaut werden.

- Beobachten Sie nicht nur die Haut, sondern auch den Stuhlgang. Riecht er streng oder säuerlich, wird er weich oder klebrig, sind dies Anzeichen dafür, dass Lebensmittel nicht vertragen werden.
- Säuglinge sollten sechs Monate lang gestillt werden. Leidet der Säugling dennoch sehr unter Ausschlag, hilft es, wenn die Mutter ihre Nahrung nach den Empfehlungen für Allergiker zusammenstellt. Wichtig ist auch herauszufinden, welche Lebensmittel dem Säugling über den Umweg Muttermilch besonders zu schaffen machen.

Gemüsesäfte schmecken sehr intensiv und sind häufig auch etwas dickflüssig. Es ist daher empfehlenswert, sie mit stillem Mineralwasser zu mischen. Auch bei Gemüsesäften muss beachtet werden, welche Gemüsesorten vertragen werden und welche nicht.

Basen gegen allergische Symptome

Eine basisch orientierte Ernährung wirkt sich positiv auf allergische Reaktionen aus. Basenspender sind Kartoffeln, Gemüse wie Wurzel- und Blattgemüse und Obst; auch Vollkornprodukte, Beeren, Pilze, Sprossen und Keime zählen dazu. Als Getränke empfehlen sich Kräutertees. Saures Obst sollte jedoch vermieden werden, auch wenn es eher basisch als sauer im Körper wirkt. Denn viele Neurodermitiker vertragen die Fruchtsäure nur bedingt. Da Salate und Gemüse basisch wirken, und außerdem reich sind an Vitaminen und Ballaststoffen, ist es wichtig, möglichst viel von diesen Lebensmitteln zu sich zu nehmen. Sei es als Saft, als Rohkost oder als Salat. Auch das Trinken einer basischen Lösung wirkt allergischen Symptomen entgegen. Im Alltag wird dies häufig vergessen, denn Gemüsesäfte gehören meist nicht zur alltäglichen Ernährung. Dabei bilden sie eine überraschende Alternative zur allgemein üblichen Apfelsaftschorle. Will man also die Schutzfunktion des Organismus gegen Allergene verbessern und die körpereigene Abwehr normalisieren, ist eine Umstellung zu einer allergen- und säurearmen Ernährung bei allen allergischen Krankheiten in jedem Fall sinnvoll.

Naturbelassenes Obst wie Wassermelonen eignet sich bereits für die Grundstufe des Neurodermitis-ernährungsplans.

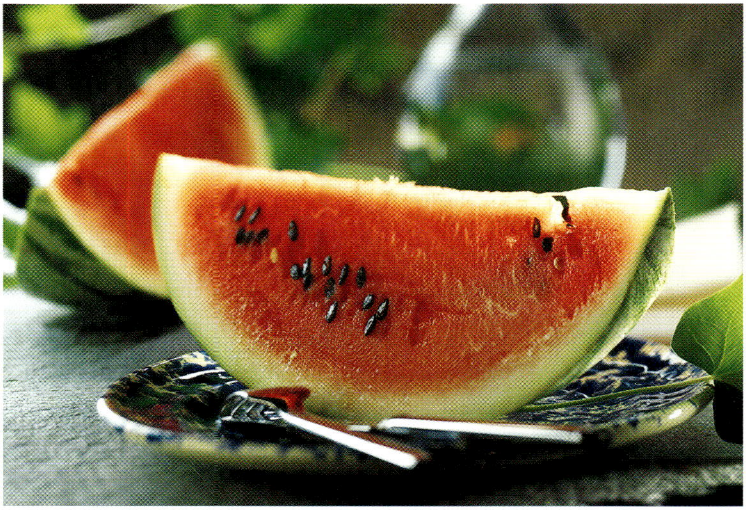

Die Nahrungsmittel

Viele Neurodermitiker wissen schon aus eigener Erfahrung: Naturbelassene, säure- und allergenarme Kost bringt fast immer eine deutliche Besserung. Es lohnt sich, diese Kostform ein Jahr lang konsequent durchzuhalten. Ist die Haut erscheinungsfrei, können weitere Nahrungsmittel in den Speiseplan aufgenommen werden.

Da jeder Organismus unterschiedlich reagiert, kann es vorkommen, dass auch die im Prinzip gut verträglichen Nahrungsmittel der Grundstufe dem einen oder anderen Probleme bereiten. Eigene Erfahrungen sind deshalb für Neurodermitiker das A und O.

Die Grundstufe

Bei akuter Neurodermitis, oder wenn Sie dieses Buch zum ersten Mal zur Hand nehmen und sich danach ernähren wollen, empfiehlt es sich, mit der Grundstufe zu beginnen und von dieser aus aufzubauen. Alle Nahrungsmittel, die am Anfang einer säure- und allergenarmen Ernährung stehen, werden in diesem Buch als Grundstufe klassifiziert. Alle Rezepte und Rezeptvarianten, die nur Nahrungsmittel dieser Stufe verwenden, sind mit einem Sternchen * versehen.

Die Aufbaustufe

Die erweiterte Palette enthält Gemüse- und Obstsorten, die etwas mehr Säure enthalten, aber häufig dennoch vertragen werden. Rezepte, die solche Nahrungsmittel enthalten, sind mit zwei Sternchen ** gekennzeichnet.

Die Übergangsstufe

Bei den meisten Neurodermitikern bessert sich der Zustand der Haut im Laufe des Lebens. Viele gelangen durch Entspannung, richtiges Verhalten und diätetische Maßnahmen soweit, dass sie allmählich zu einer normalen Vollwertkost übergehen können. Auch für den Übergang haben wir Rezepte zusammengestellt, die drei Sternchen *** aufweisen.

Die hier angegebenen Nahrungsmittel entsprechen einer Standardliste. Sie werden von den meisten Neurodermitikern vertragen. Allerdings kommen gelegentlich Unverträglichkeiten von Paprika, Möhren und Lauch vor. Weizenallergiker müssen auf glutenhaltige Produkte verzichten, und auch Sojamilch wird leider nicht von allen Menschen vertragen. Jeder muss selbst herausfinden, was er besser oder schlechter verträgt.

Grundregeln für das erste Jahr

- Frischware und Tiefkühlkost sind gleichermaßen geeignet. Schonende Garverfahren, etwa das Dünsten, belasten den Organismus weniger als z. B. das Braten.
- Essen Sie maximal vier Scheiben Brot und vier Stück Obst pro Tag. Kinder sollten allerdings eher weniger Brot und Obst verzehren.
- Verwenden Sie im ersten Jahr keine Konzentrate wie Säfte und Brotaufstrich aus Obst, da dem Körper auf diese Art zu viel Säure zugeführt wird.

Geeignete Fertigprodukte

Neben diesen Lebensmitteln gibt es in Reformhäusern und Bioläden, zum Teil auch in Supermärkten, eine Reihe von Fertigprodukten, die in eine allergenarme Grundernährung integriert werden können.

Als weiteres Nahrungsmittel der Grundstufe kann ein Sojadrink ohne Zusätze verwendet werden – allerdings wird dieser nicht von allen vertragen. Mittlerweile gibt es in Reformhäusern extra dafür ausgezeichnete Produkte auf Sojabasis.

Nahrungsmittel Grundstufe	
Gemüse	Blumenkohl, Chinakohl, Erbsen, Fenchel, Grünkohl, Kohlrabi, milde Paprika (rot, gelb), Möhren, Spinat, Lauch, Rosenkohl, Weißkohl, Zucchini, Sojasprossen, Rotkohl, Schlangengurken, Schwarzwurzeln, Wirsing
Obst	Bananen, süße Äpfel (z. B. Delicious), Birnen, Wassermelone
Rohkost und Salate	Avocado, Fenchel, Möhren, Kohlrabi, Brokkoli, Schlangengurke, alle Kohlarten, Kopfsalat, Feldsalat, Endivien, Eisbergsalat, Lollo Rosso
Getreide und Beilagen	Körner: Sesam, Sonnenblumenkerne, Leinsamen; Weizenbrot aus Weizenvollkorn, Wasser, Hefe, Salz, Roggenbrot aus Roggenvollkorn, Sauerteig, Wasser, Salz, Brote aus verschiedenen Getreidesorten, Knäckebrote
Fett	Sauerrahmbutter, kaltgepresste Öle, z. B. Sonnenblumenöl, Olivenöl, milch- und eifreie Margarinen aus dem Reformhaus
Würzmittel	Jodiertes Meersalz, Hefeflocken
Getränke	Fencheltee, Haut- und Blutreinigungstee (maximal 2 Tassen am Tag), sehr dünnen Kamillen-, Brennnessel- oder Pfefferminztee, stilles Wasser mit einem Natriumgehalt unter 50 mg/kg und einem hohen Kalziumgehalt
Fisch und Fleisch	1- bis 2-mal in der Woche: Rindfleisch, Pute, Hähnchen, Kalbfleisch oder mageren Fisch
Weitere Nahrungsmittel	Sojadrink (ohne Zusätze) oder bei Kleinkindern Humana SL oder Milupa Som (Flüssignahrung auf Sojabasis), Humana HA (Flüssignahrung ohne Kuhmilch, ohne Soja)

Fertigprodukte aus Supermärkten

- Matzen von P. Heumann; Zutaten: Weizenmehl und Wasser
- Crisp, Finncrisp von Wasa; Zutaten: Roggenmehl und Wasser
- Roggenknäcke von Wasa; Zutaten: Roggenmehl, Salz und Wasser
- Crissini von Bertagni; Zutaten: Weizenmehl, Pflanzenöl, Hefe, Malz und Salz
- Crissini von zonnatura; Zutaten: Weizenvollkornmehl, Olivenöl, Bierhefe, Malzextrakt und Meersalz
- Reiswaffeln von verschiedenen Firmen; Zutaten: gepuffter Vollreis und/oder Hirse, Meersalz
- Riffles naturell (Kartoffelchips) von funny frisch; Zutaten: Kartoffeln, gehärtetes Pflanzenöl und Salz
- Dinkelnudeln von Tress; Zutaten: Vollkorndinkel, Wasser
- Japanische Reiscracker; Zutaten: Reis, Wasser und Salz
- Karottensaft von Hipp; Zutaten: 100 Prozent Karottensaft und Vitamin C

Vollkornpulver aus Hafer, Weizen und Reis ist gut geeignet als Milchersatz zur Zubereitung von Flaschennahrung, Brei und Pudding.

Geben Sie neue Lebensmittel am Vormittag. So bekommen Sie eine Reaktion mit; auch kann eine Kratzattacke bis zum Abend verschwunden sein, so dass die erholsame und wichtige Nachtruhe weniger beeinträchtigt ist.

Fertigprodukte aus dem Bioladen oder dem Reformhaus

- Grüne Linsen von Bioland
- Karottensaft von Demeter, Schoenenberger; Zutaten: 100 Prozent Karottensaft
- Karottenapfelsaft von Demeter; Zutaten: Karottensaft und Apfelmark
- Vollkornbrei von Holle; Reformhaus: Granola; Zutaten: Vollkornpulver aus Hafer, Weizen, Reis u. a.
- Tahin von Rapunzel; Zutaten: 100 Prozent Sesammus
- Reispops; Zutaten: Reis und Wasser
- Vollkornmaisflakes von Grano Vita; Zutaten: Vollkornmais und Wasser
- Roggenschnitten von Drei-Pauli; Zutaten: Roggenmehl und Wasser

Erweiterung des Speiseplans nach einem Jahr

Solange die Haut frei von neurodermitischen Ausschlägen bleibt, können behutsam immer mehr Lebensmittel in den Speiseplan aufgenommen werden.

Nach einem Jahr Grunddiät können weitere Nahrungsmittel in den Speiseplan aufgenommen werden. Nun dürfen Sie die Lebensmittel auch leicht anbraten. Bei der Einführung neuer Zutaten sollten Sie sich Zeit lassen und pro Woche nur ein Lebensmittel ausprobieren. Als günstig hat es sich erwiesen, ein Nahrungsmittel zunächst einmal zu testen. Warten Sie nach dem ersten Genuss eines Produktes vier Tage ab, ob Ihre Haut reagiert oder sich der Stuhlgang verändert. In diesem Fall sollten Sie dieses Lebensmittel zunächst weglassen, später können Sie es dann noch einmal ausprobieren.

Fertigprodukte für die Aufbauphase

Auch wenn Sie ein neues Nahrungsmittel auf Verträglichkeit testen – versuchen Sie, dem nicht zu viel Aufmerksamkeit zu geben, sonst könnte die damit verbundene Anspannung selbst Auslöser für eine Hautreaktion sein.

In der Aufbauphase eignen sich folgende Fertigprodukte, die Sie in Reformhäusern, Bioläden und häufig sogar schon in gut sortierten Supermärkten erhalten:

- Dinkelpops von Bioland; Zutaten: Dinkel und Apfelsaft
- Weizenpops von Bioland; Zutaten: Weizen und Bienenhonig
- Apfelfein von Heirler, süßlicher Brotaufstrich; Zutaten: 80 Prozent Äpfel und 20 Prozent Birnen
- Birnenfein von Heirler, süßlicher Brotaufstrich; Zutaten: 80 Prozent Birnen und 20 Prozent Äpfel
- Birnendicksaft von Lihn, Voelkel; Apfeldicksaft von Voelkel, Süssmittel; Zutaten: 100 Prozent eingedickter Apfel- bzw. Birnensaft
- Kirschlutscher von Terrasana; Zutaten: Maissirup, Apfeldicksaft, natürliches Kirscharoma, Apfelsäure und pflanzliches Öl
- Apfelbärchen von Eubiona; Zutaten: Gelatine, Apfelpektin, Säuerungsmittel Apfelsäure und natürliches Apfelaroma; Trennmittel: Pflanzenwachs, pflanzliches Fett
- Margarine von Fauser Vitaquellwerk

Nahrungsmittel der Aufbaustufe	
Gemüse und Rohkost	Artischocken, Auberginen, Steckrüben, Mangold, Rettich, Radieschen, Spargel, Champignons, Tomaten, Hülsenfrüchte, Sellerie, Zwiebeln, Paprika
Obst	Süße Obstsorten wie Pflaumen, Mirabellen, süße Kirschen, Mangos, Aprikosen, Honigmelonen
Milde Kräuter	Petersilie, Dill, Liebstöckel, Bohnenkraut, Schnittlauch – keine Gewürzmischungen
Sojaprodukte	Tofu, Sojacreme, Tartex
Fleisch und Fisch	Fisch und mageres Fleisch aus kontrolliert biologischer Aufzucht, gedünstet oder leicht gebraten Zusätzlich Rindersalami, Cornedbeef, Putenbrust – alles ohne Konservierungsmittel und Farbstoffe; Fleisch und Fleischprodukte weiterhin selten verwenden, möglichst nur 1- bis 2-mal pro Woche kleine Portionen
Getränke	Kräutertees, Carob, Apfel- und Birnensaft (sparsam verwenden)
Süßungsmittel	Birnendicksaft, Ahornsirup oder Honig in Backwaren (sparsam verwenden)
Milchprodukte	Auf Milchprodukte – außer Sauerrahmbutter – muss weiterhin weitgehend verzichtet werden. Werden sie gut vertragen, kann man Buttermilch, Kefir, Naturjoghurt, saure Sahne und geringe Mengen milden Käses zu sich nehmen

Verwenden Sie als Fett kaltgepresstes Olivenöl, Sonnenblumenöl, später auch Sauerrahmbutter.

Vom Stillen zu fester Nahrung

Der Übergang von der reinen Babynahrung zu normalem Essen ist eine besonders kritische Phase für neurodermitisgefährdete Kinder. Jedes Kind reagiert anders auf die unterschiedlichen Lebensmittel. Gibt es in der Familie und Verwandtschaft bereits Neurodermitiker oder Allergiker, so empfiehlt es sich, für die Umstellung vom Stillen auf feste Nahrung möglichst reizarme Lebensmittel zu verwenden. Füttern Sie zunächst solche Lebensmittel, auf die die wenigsten Menschen allergisch reagieren.

Im zweiten Lebensjahr können Sie das Gemüse auch gelegentlich leicht anbraten statt es zu dünsten. Dennoch – auch wenn Ihr Kind diese Zubereitungsart verträgt, sollte man es anfangs nicht übertreiben.

Gemüse und Obst

Geeignete Gemüse für Zufütterung sind Fenchel, Pastinaken oder gedünstete Schlangengurken. Fenchel wirkt gut gegen Blähungen und kann auch mit Kohlrabi, Blumenkohl, Spinat oder Erbsen kombiniert werden. Karotten sollten bei Kindern erst später in den Speiseplan aufgenommen werden, wenn die Befürchtung besteht, dass das Kind neurodermitisgefährdet ist.

Birne, ungespritzte Banane und Wassermelone bieten sich als Anfangsobst an. Avocado enthält reichlich pflanzliches Eiweiß und rundet die Ernährung ab. Süße Äpfel wie Elstar oder Golden Delicious werden zunächst gekocht und ohne Schale gefüttert. Verträgt Ihr Kind das gekochte Mus, kann es auch rohe Äpfel probieren.

Getreide und Kartoffeln

Reis, Maisgrieß, feine Haferflocken und Kartoffeln eignen sich, wenn die Muttermilch immer weiter reduziert wird und die festen Mahlzeiten gehaltvoller und sättigender werden. Im Alter von etwa einem Jahr vertragen Kleinkinder auch schon Hirse oder Quinoa sowie Weizen- oder Dinkelgrieß.

Geeignete Durstlöscher

Je weiter der Abstillprozess fortschreitet, umso mehr Flüssigkeit muss das Kind in Form von Getränken zu sich nehmen. Es eignet sich Mineralwasser ohne Kohlensäure – Leitungswasser ist wegen der oft mangelhaften Qualität nicht geeignet. Außerdem Fencheltee und stark verdünnter Pfefferminztee, der allerdings nicht ständig getrunken werden sollte. Die Getränke der Kinder sollten natürlich auch aus Gründen der Zahngesundheit nicht gesüßt sein.

Vorsicht bei Milchprodukten

Bei neurodermitisgefährdeten Kindern empfiehlt es sich, im ersten und eventuell auch im zweiten Lebensjahr außer Sauerrahmbutter keine Milchprodukte zu füttern.
Einige Kleinkinder vertragen Milchpulver mit der Bezeichnung »HA«, ansonsten bleiben nur Milchersatzgetränke (siehe Seite 26). Aber auch viele Erwachsene müssen weitestgehend auf Milchprodukte verzichten.

Genügend Flüssigkeit ist das A und O für einen gesunden Körper. Mit einer Flüssigkeitszufuhr von zweieinhalb Litern ist der Tagesbedarf eines Erwachsenen gedeckt. Allerdings kommt es auch darauf an, was man zu sich nimmt. Basisch wirkende Getränke sind hauptsächlich Kräutertees aus Pfefferminze, Melisse, Lindenblüten, Kamille oder grüner Tee.

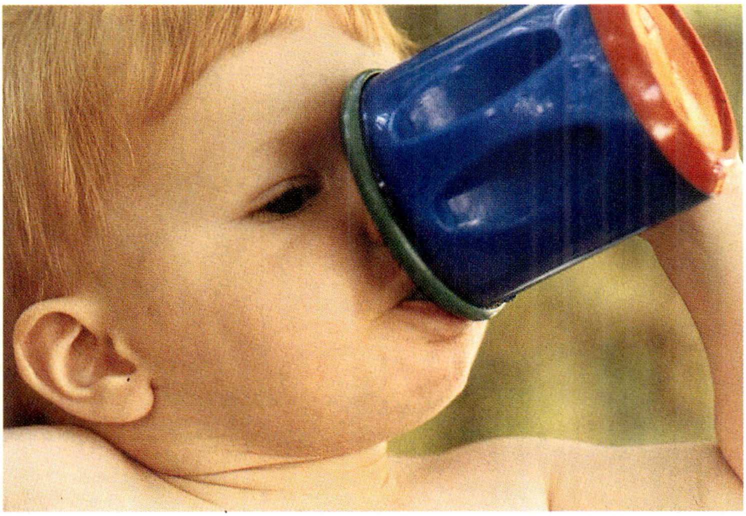

Nach der Stillphase sollten Kinder kohlensäurefreies Mineralwasser oder Tees trinken. Vorsicht bei zuckergesüßten »Kindertees«!

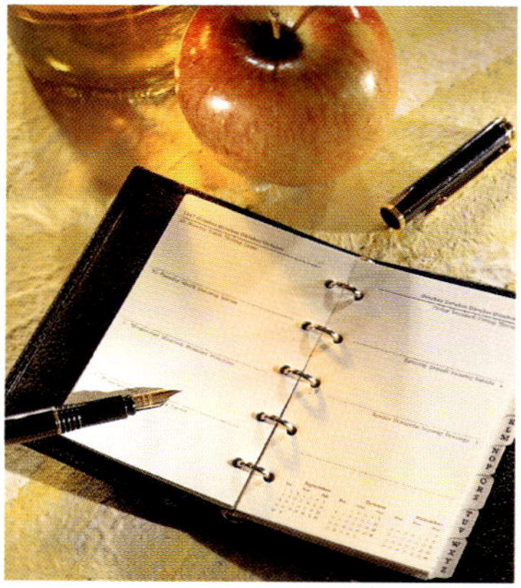

Kein Erfolg ohne Konsequenz und Ruhe. Führen Sie ein Tagebuch über schöne Ereignisse in Ihrem Leben – das betont die positiven Situationen und verleiht ihnen Gewicht.

Mit den Rezepten im folgenden Kapitel können Sie Ihren täglichen Speiseplan variationsreich gestalten.

Ernährung konkret

Basen wirken allergischen Reaktionen entgegen. Deshalb sollte der überwiegende Teil der Ernährung aus Gemüse und Rohkost bestehen, bei deren Verdauung im Körper keine Säuren entstehen. Dies wird mit herkömmlichen Ernährungsgewohnheiten wie Brote-Frühstück, warmes Mittagessen und Abendbrotzeit meist nicht optimal erreicht.

Ein theoretischer Tagesplan

Der optimale Grundplan für eine basenbetonte, allergikerfreundliche Ernährung sieht fünf Mahlzeiten vor, die sich folgendermaßen zusammensetzen können:

- Erstes Frühstück: Müsli aus Getreide und Obstmus mit etwas Fett
- Zweites Frühstück: Ein oder zwei Scheiben Brot, Butter, Belag und viel Rohkost
- Mittagessen – Vorspeise: Salat
Hauptspeise: Zwei Gemüsesorten, gedünstet, eine Beilage; oder ein Auflauf bzw. Eintopf mit viel Gemüse
Dessert: Kompott oder ein Stück Obst
- Nachmittag: wie erstes oder zweites Frühstück, gelegentlich auch mal Kuchen oder Kekse
- Abendessen: wie zweites Frühstück oder Mittagessen

Diäterfolge

Wichtig ist natürlich der Spaß am Essen und eine angenehme Stimmung am Tisch. Die ganze Familie muss die Diät unterstützen. Widerwillen oder Mitleid erzeugen Spannung und beeinflussen den Heilerfolg.

Was bringt ein Jahr Diät?

Lernen funktioniert durch Wiederholung; vieles, was wir uns nicht ständig vergegenwärtigen, wird wieder vergessen – das kennen die meisten noch aus ihrer Schulzeit. Bei vielen Neurodermitikern scheint das auch für das Immunsystem zu gelten. Nach einem Jahr strenger Diät findet eine allergische Reaktion oft nicht mehr statt, die Allergie wurde vom Körper quasi »vergessen«.

Bestimmte allergische Reaktionen, wie z. B. auf Medikamente, bleiben sehr wahrscheinlich lebenslang erhalten.

Phasen des Vergessens	
1. Die hypoallergene Phase	Mit Beginn der Diät tritt der Allergiker in die hypoallergene Phase ein. Sie dauert etwa drei Monate. Der Körper reagiert in dieser Zeit äußerst empfindlich und durch jeden noch so kleinen Diätfehler kann ein sehr starker Ekzemschub ausgelöst werden.
2. Die allergische Phase	Nach und nach beginnen sich die ersten Erfolge einzustellen, der Körper tritt in die allergische Phase ein. Sie dauert ebenfalls drei Monate. Während dieser Zeit ruft ein Diätfehler noch immer eine deutliche Reaktion hervor, die jedoch bereits schwächer ist als in der ersten Phase.
3. Die latent allergische Phase	Der Lernprozess schreitet weiter fort. Nach etwa sechs Monaten führt ein Diätfehler nur noch zu einer Reaktion, wenn größere Mengen des Allergens aufgenommen werden. Die latent allergische Phase dauert etwa sechs Monate.
4.Toleranzphase	Nach ungefähr einem Jahr wird die Toleranzphase erreicht. Ein Allergen ruft nun keine Reaktion mehr hervor.

Erholung für Haut und Immunsystem

Erfahrungsgemäß dauert es etwa ein Jahr, bis die Toleranzphase erreicht ist, daher sollte eine säurearme, allergenfreie Kost über mindestens diesen Zeitraum eingehalten werden. Ein Jahr stellt nicht nur die notwendige Zeitspanne dar, die das Immunsystem benötigt, um etwas zu vergessen, sondern diese Zeit dient auch der Schonung und Kräftigung der Haut. Das Immunsystem muss nun nicht mehr ständig Reparaturarbeiten verrichten, es kommt zur Ruhe und wird auf diese Weise ebenfalls gestärkt. Das bewirkt, dass nach diesem Diätjahr nicht nur Nahrungsmittel, die zu Ekzemschüben führten, besser verkraftet werden, sondern auch weitere Ekzemauslöser weitaus schwächer wirken.

Eine ausreichende zusätzliche Jodzufuhr ist vor allem dann wichtig, wenn viele Sojaprodukte (z. B. in Form von Sojamilch ohne Jodzusatz) und häufig Kohl gegessen werden.

Entspannung für den Geist

Neben dem Erholungseffekt für Haut und Immunsystem beginnt sich in diesem Jahr auch eine geistige Entspannung bemerkbar zu machen. Je seltener Ekzemschübe auftreten, umso weniger stehen die Betroffenen und ihre Krankheit bei Freunden, Bekannten und Eltern im Vordergrund. Die Krankheit, die für viele Kinder und besonders für viele Eltern Mittelpunkt des Lebens geworden war, wird an den Rand des Bewusstseins gedrängt. Es bleibt wieder mehr Energie, sich mit anderen Dingen zu beschäftigen.

Keine Angst vor Mangelerscheinungen

Die vorwiegend vegetarisch-vegane Ernährung ist arm an Kalzium. Da jedoch nur wenig Säuren aufgenommen bzw. vom Körper produziert werden, ist der Kalziumbedarf geringer als bei »normaler« Ernährung. Bei entsprechender Variation der eingesetzten Nahrungsmittel ist eine Deckung des

Kalziumbedarfs auch während des Diätjahres kein Problem. Stillende Mütter sollten ihrem erhöhten Kalziumbedarf allerdings mit zweimal täglich 500 Milligramm Kalzium gerecht werden. Wird die tägliche Getreideration über Gerichte aus Vollkorn, Grütze, Flocken oder Frischkornzubereitungen gedeckt, reicht das Eisen im Getreide zur Versorgung des Körpers vollkommen aus.

Wird das Getreide eingeweicht, verkürzt sich die Kochzeit und die Inhaltstoffe bleiben besser erhalten: Als Beilage gekocht müssen Dinkel, Roggen und Weizen über Nacht einweichen, bei Hafer und Gerste reicht eine Stunde.

Nützliches zu Getreidesorten

Gerade wenn für Sie Vollwerternährung noch Neuland ist, werden Ihnen die einzelnen Getreidesorten vielleicht etwas fremd sein. Wussten Sie, dass Hirse reichlich Kieselsäure enthält, die für die Haut wichtig ist? Dass das volle Korn ballaststoffreich und ernährungsphysiologisch wertvoll ist, hat sich mittlerweile herumgesprochen. Doch nicht jede Getreideart ist für jeden gleich gut verträglich. Bei Krankheiten wie z. B. Zöliakie muss auf Weizen und Hafer vollkommen verzichtet und stattdessen mit Mais oder Buchweizen gebacken werden. Dies geht problemlos, erfordert aber Phantasie und eine Umstellung der Geschmacksnerven. Die Tabelle in den Umschlaginnenseiten zeigt, was in den einzelnen Getreidesorten enthalten ist und wofür dies notwendig ist.

Die wichtigsten »Nahrungstabus«

Neurodermitiker sollten auf Kuhmilch, raffinierten Zucker und Fleisch und besonders Fleischprodukte verzichten. Kuhmilch enthält den Eiweißstoff Kasein, auf den sehr viele Menschen allergisch reagieren. Raffinierter Zucker enthält keine Vitamine oder Mineralstoffe mehr und trägt zur Bildung von Darmpilzen bei. Fleisch, das nicht aus kontrollierter Zucht kommt, kann viele unverträgliche Stoffe enthalten, Wurst noch zusätzlich scharfe Gewürze.

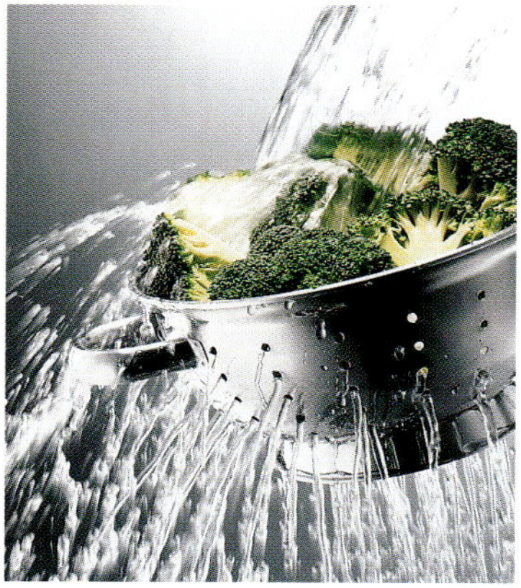

Frisches Gemüse behält seine Vitamine, wenn Sie es möglichst frisch verarbeiten, schnell abwaschen und schonend garen.

Rezeptideen

Tipps zur Zubereitung

Damit möglichst viele Vitamine erhalten bleiben, gilt grundsätzlich:

- Je kürzer die Lagerzeit von Obst, Gemüse und Getreide ist, desto mehr Inhaltsstoffe bleiben erhalten.
- Frische Lebensmittel sollten nicht lange der Luft (Sauerstoff) ausgesetzt sein, d.h. sie sollten gleich nach dem Waschen und Schälen weiterverarbeitet werden.
- Das Gemüse sollte unter fließendem Wasser schnell gewaschen und nicht im Wasser liegen gelassen werden.
- Beim Garen sollte der Topf mit einem Deckel verschlossen werden.
- Nicht unnötig umrühren.

Milchersatz und Brei

Milch enthält eine Reihe von Eiweißen, die allergisch reagierende Menschen nicht vertragen. Diese Allergene haben eine unterschiedliche Stabilität gegenüber äußeren Einflüssen wie Hitze, mechanische Bearbeitung etc. So können von manchen Joghurt und Quark vertragen werden, obwohl Trinkmilch zu einer heftigen allergischen Reaktion führt.

Als Alternativen zur Muttermilch sind Sojamilch, Eiweißhydrolysate, Pregomin C, Alfaré oder Mandelmilch aus Mandelmus und Getreide geeignet. Milchpulver mit der Bezeichnung »HA« ist nicht frei von Kuhmilcheiweiß, nur in anderer Weise aufgespalten. Besteht keine starke negative Reaktion auf Kuhmilch, ist die Verwendung von HA-Nahrung möglich.
Nach der Verabreichung der ersten Gerichte können Rezepte aus einer höheren Stufe nach und nach ausprobiert werden. Gerade bei Kindern sollte man vorsichtig immer wieder neue Lebensmittel in den Speiseplan aufnehmen und die Reaktion darauf besonders beachten.
Vollkornprodukte sind schwer verdaulich, aber im Allgemeinen für Kinder ab einem Jahr geeignet.

Kuhmilchfreie Flaschennahrung**

Man verwendet den Begriff »Mandelmilch«, weil sich diese Flüssigkeit wie Milch verhält, d. h. bei zu starkem Erhitzen kocht sie über und brennt an

- 7 g Speisestärke (Kartoffelmehl ohne Zusätze)
- 1 TL Mandelmus
- 1 EL Maiskeimöl oder Sonnenblumenöl

Für 1 Portion
Zeit: 10 Minuten

1 100 Milliliter Wasser in einen kleinen Topf geben. Speisestärke und Mandelmus einrühren.
2 Die Mandel-Stärke-Lösung nur kurz aufkochen lassen, nach 2 Minuten den Topf von der Herdplatte nehmen.
3 Weitere 100 Milliliter Wasser und das Öl nach und nach unter Rühren in den Topf geben. Die Mandelmilch kühlt dadurch auf die richtige Trinktemperatur ab.

Varianten *Statt Stärke können ab dem 4. Monat auch Reisflocken, Hafermehl oder Vollkornbrei verwendet werden.
*Statt mit Mandelmus mit Soja andicken.
*Einen Teil des Wassers durch Möhrensaft ersetzen.

Flocken-Bananen-Brei*

Ob als Brei für Kleinkinder, als Flockenmüsli* zum Frühstück, als Nachspeise oder als Zwischenmahlzeit, dieses Gericht ist immer schnell zubereitet

- 50 g Flocken (1 kleine Tasse, z. B. Hafer-, Gerste- oder andere Getreideflocken)
- ½ Banane

Für 1 Portion
Zeit: 10 Minuten

1 Die Flocken mit 200 Milliliter heißem Wasser übergießen.
2 Die Banane schälen, mit einer Gabel zerdrücken und unter die Flocken mischen.

Varianten *Cremiges Müsli: Das Wasser kann durch Soja- oder Mandelmilch ersetzt werden.
*Geben Sie 1 Esslöffel Sauerrahmbutter zu den Flocken, und bestreuen Sie alles mit 2 Esslöffeln geriebenen Sonnenblumenkernen und 1 Teelöffel Sesam.
*Melonenkugeln passen ebenfalls sehr gut zum Flockenmüsli. Die Fruchtfleischreste können mit Mineralwasser zu Saft verarbeitet werden.
*Reispops, Mais- oder Cornflakes über das Müsli streuen.
*Ersetzen Sie die Banane durch frisch geriebenen Apfel, Apfelkompott oder einem Mus aus pürierten Möhren und Äpfeln. Wenn Sie den Apfel roh gerieben verwenden, schmeckt der Brei frischer. Nehmen Sie dagegen gekochtes Apfelkompott, wird der Brei süßer.

Süßer Möhrengrießbrei*

Der altbewährte Grießbrei in einer neuen Variante

- 200 ml Möhrensaft
- 40 g Grieß
- 1 EL Sauerrahmbutter oder Margarine

■ *Für 1 Portion*
Zeit: 15 Minuten

1 Die Hälfte der Flüssigkeit erhitzen, den Grieß einrieseln lassen und unter ständigem Rühren aufkochen.
2 Den Topf von der Kochstelle nehmen, nach und nach die restliche Flüssigkeit einrühren und den Grieß 10 Minuten lang quellen lassen.
3 Vor dem Servieren die Butter oder Margarine in die Mitte setzen.

Info Grieß ist ein grob gebrochenes Getreideprodukt, das in der Küche vielfältig eingesetzt werden kann, z.B. als Auflauf für Süßspeisen oder als Suppeneinlage. Grieße gibt es in verschiedenen Feinheitsgraden.

Grießbrei mit Gemüse*

Herkömmlicher Grießbrei ist süß. Doch auch mit Gemüsepüree statt Milch lassen sich einfache, wohlschmeckende Breie herstellen

- 100 g Blumenkohl
- 1 TL Sauerrahmbutter oder Sonnenblumenöl
- 40 g Weizen- oder Dinkelvollkorngrieß
- Salz
- 1 TL Sauerrahmbutter

■ *Für 1 Portion*
Zeit: 20 Minuten

1 Den Blumenkohl in Röschen schneiden und in ausreichend Wasser bissfest dünsten. In einen Mixer geben und mit 100 Milliliter des Kochwassers fein pürieren.
2 Das Püree in einen Topf füllen, Butter oder Öl zugeben und zu einem cremigen Brei verrühren.
3 Den Brei erhitzen, den Grieß zugeben, unter ständigem Rühren aufkochen und einige Minuten bei ausgeschalteter Herdplatte quellen lassen.
4 Den Brei je nach Alter des Kindes mit Salz abschmecken und mit einem Butterröllchen garniert sofort servieren.

Varianten *Statt Blumenkohl können weiße Rüben, Spinat, Lauch, Schwarzwurzeln etc. verwendet werden. Je nach dem Wassergehalt des Gemüses wird das Püree fester oder flüssiger. Eventuell muss dann etwas mehr Grieß zugegeben werden.

Info Für einen süßen Grießbrei kann man Früchte, die vertragen werden, reichen.

Maisgrießbrei*

Dieser Grießbrei kommt im Geschmack einem Milch-Sahne-Grießbrei sehr nahe

- 150 g Tiefkühlmais
- 1 TL Sauerrahmbutter oder Sonnenblumenöl
- ½ Banane
- 40 g Dinkelgrieß

Für 1 Portion
Zeit: 15 Minuten

1 ¼ Liter Wasser mit dem Mais aufkochen, Butter oder Sonnenblumenöl einrühren und das Ganze pürieren.
2 Die Banane schälen, in groben Stücken zum Maisbrei geben und nochmals pürieren.
3 Die Masse wieder in den Topf füllen, den Grieß zugeben, unter ständigem Rühren aufkochen und einige Minuten quellen lassen.

Varianten *Den Grießbrei mit anderen Obstsorten – nach Verträglichkeit – vermischen.
*Sonnenblumenkerne und Sesam über den Brei streuen.
**Etwas Honig oder Birnensirup darüber verteilen.
***Statt der Banane 2 gehäufte Esslöffel Rosinen mit dem Mais aufkochen und pürieren.

Fenchelzweierlei*

Fenchel und Kartoffeln ergänzen sich ausgezeichnet in diesem Gemüsebrei

- 1 Fenchelknolle mit Grün (ca. 150 g)
- 100 g Kartoffeln
- 1 TL Sauerrahmbutter oder Margarine

Für 1 Portion
Zeit: 25 Minuten

1 Die Fenchelknolle waschen, schlechte Stellen entfernen, das Fenchelgrün abschneiden und beiseite legen. Die Knolle halbieren, in feine Ringe schneiden und in einen Topf geben.
2 Die Kartoffeln schälen, klein würfeln und auf die Fenchelringe legen. 100 Milliliter Wasser hinzufügen, bei geschlossenem Deckel aufkochen und bei schwacher Hitze weich dünsten.
3 Das weiche Gemüse in einen Mixer geben und mit der Butter pürieren.
4 Das Fenchelgrün fein hacken und über das Püree streuen.

Info Wie bei Kohlrabi (siehe Gemüseteil) kann auch beim Fenchel das Grüne mitverwendet werden. Fenchel ist unter anderem reich an Vitamin C und Folsäure. Da Fenchel Blähungen vorbeugt und den Magen beruhigt, ist er für Kleinkinder und Kranke eine ideale Mahlzeit. Die Knollen sollten möglichst frisch sein, da sonst das Püree faserig bleibt.

Das Müslifrühstück

In der säurearmen Ernährung stehen Brot mit süßem Aufstrich, Käse oder Wurst nicht auf dem Frühstückstisch. Dafür werden Müsli, Rohkost oder Gemüseaufstriche angeboten. Neben Rohkostprodukten spielt Getreide eine wichtige Rolle um den Organismus zu stärken. Vor allem ungekocht bietet es viele Vitamine und Mineralstoffe. Dieses Kapitel enthält Vorschläge für Müsli, einfach herzustellende Brotbeläge, süße und pikante Brotaufstriche.

Frischkornmüsli*

Dieses Müsli muss schon am Abend vorher angesetzt werden. Doch die Mühe lohnt sich, da Frischkornmüsli die Haut stärkt

- 100 g Roggen oder anderes Getreide
- 1 kleiner süßer Apfel
- 1 Banane

Für 1 Portion
Zeit: 15 Minuten

1 Das Getreide abends grob schroten, in einen Behälter mit Deckel geben, mit Wasser knapp bedecken und den Behälter fest verschließen.
2 Am nächsten Morgen den Apfel schälen, entkernen und fein reiben. Die Banane schälen, zerdrücken oder in kleine Würfel schneiden und mit dem Apfel zum Getreideschrot geben.

Varianten *Müsli mit Melone: Für ein erfrischendes Müsli fügen Sie Melonenwürfel oder -kugeln hinzu.
*Anstatt des geriebenen Apfels können auch Birnenwürfel verwendet werden.
*Zusätzlich zu Getreide und Obst können Körner zugemischt werden, z. B. 2 Esslöffel Sonnenblumenkerne, 1 Esslöffel Sesam und ½ Esslöffel Leinsamen.
*Der herbe Frischkorngeschmack kann mit Haferflocken etwas abgemildert werden.
**Als Früchte eignen sich auch eine Kombination von Aprikosen- und Birnenwürfeln.
***Zu Roggenfrischkorn passt Zwetschgenmus mit zerdrückter Banane.
***Zerdrückte Banane und Ahornsirup geben dem Müsli eine herb-süße Note.

Knuspermüsli*

Knusprig, fruchtig und gehaltvoll

- 2 EL geschroteter Roggen
- 2 EL grobe Haferflocken
- 2 EL Hirseflocken
- 2 EL grobe Gerstenflocken
- 1 Apfel
- 1 Banane
- ½ Avocado
- 4 EL Cornflakes oder Reispops
- 1 EL Sonnenblumenkerne
- 1 TL Sesam

■ *Für 4 Portionen*
Zeit: 5 Minuten am Vorabend, 15 Minuten am Morgen

1 Den geschroteten Roggen mit allen Getreideflocken in 200 Milliliter Wasser über Nacht einweichen.
2 Am Morgen den Apfel schälen, entkernen und das Fruchtfleisch grob würfeln, die Banane ebenfalls schälen und in Scheiben schneiden. Das Fruchtfleisch der ½ Avocado mit einem Löffel aus der Schale heben und mit den Obststücken pürieren.
3 ⅛ Liter Wasser einrühren, so dass eine dickflüssige Sauce entsteht.
4 Erst das eingeweichte Getreide, dann das Avocado-Frucht-Püree auf 4 Schälchen verteilen und vermischen, je 1 Esslöffel Cornflakes und die Körner darüber streuen.

Varianten *Hirseflocken werden auch dann nicht richtig weich, wenn sie über Nacht einweichen. Das gibt dem Müsli den Knuspergeschmack. Für Kleinkinder ist es deswegen besser, die Flocken aufzukochen
*Sonnenblumenkerne mit den Getreideflocken über Nacht einweichen lassen. So saugen sie sich voll Wasser und werden saftig.

Pflaumen-Bananen-Creme**

Eine Sauce aus sauren Pflaumen, für Müslis bestens geeignet

- 4 gelbe Pflaumen oder 6 Zwetschgen
- 2 Bananen
- 1 kleiner süßer Apfel
- 1 TL Honig
- 150 ml Mineralwasser

■ *Für 4 Portionen*
Zeit: 10 Minuten

1 Die Pflaumen oder Zwetschgen waschen, halbieren und entsteinen.
2 Die Bananen und den Apfel schälen, das Kerngehäuse des Apfels entfernen und beide Früchte grob würfeln.
3 Das Obst mit Honig und Mineralwasser in einen Mixer geben und pürieren.

Varianten *Weizenpops, Reispops, Cornflakes oder Haferflocken nach Belieben darüber streuen.

Tipp Diese Sauce schmeckt nicht nur zu Müsli, sondern kann auch über Milchreis gegeben werden.

Es muss nicht immer Banane und Apfel mit eingeweichtem Getreide sein. Auch andere Varianten lassen sich schnell im Mixer zubereiten

- ½ Avocado
- 1 Apfel
- 3–4 EL Reispops und Cornflakes nach Geschmack

■ *Für 1 Portion*
Zeit: 10 Minuten

Avocado-Apfel-Müsli*

1 Das Avocadofruchtfleisch mit einem Löffel aus der Schale heben und im Mixer mit 100 Milliliter Wasser pürieren.

2 Den Apfel schälen, das Kerngehäuse ausstechen und das Fruchtfleisch stückchenweise in den laufenden Mixer geben.

3 Das Püree in einen tiefen Teller oder ein Schälchen füllen und nach Belieben Cornflakes, Reispops oder Dinkelpops darüber streuen.

Varianten *Mischen Sie 4 Esslöffel eingeweichtes Getreide unter das fertige Müsli.
*Zur geschmacklichen Abrundung je 1 Teelöffel Sonnenblumenkerne und Sesam darüber streuen.
*Zur Abwechslung Melone, Banane oder Birne statt Apfel verwenden.

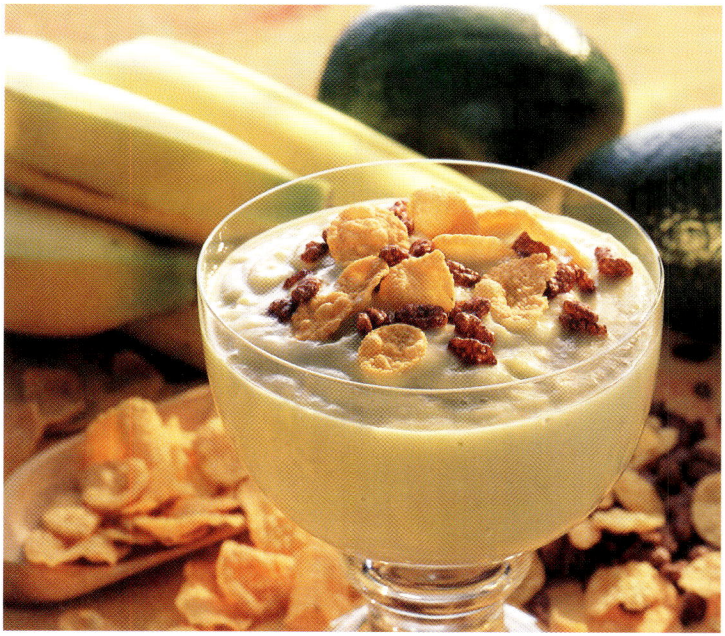

Avocado-Apfel-Müsli: Sie können Ihrer Phantasie beim Variieren der Zutaten und Garnieren des Obstpürees freien Lauf lassen.

Einfacher Brotbelag*

Neben Müsli spielt Rohkost eine wichtige Rolle. Nahrungsmittel aus kontrolliert biologischem Anbau riechen intensiver als herkömmliche Obst- und Gemüsesorten. Auch der typische Geschmack der einzelnen Lebensmittel ist wesentlich stärker ausgeprägt. Daher sind sie als Brotbelag oder als kleine Knabberei sowohl zum Frühstück als auch als Pausensnack sehr gut geeignet.

Rohkost wie Kohlrabi, Möhre, Paprika und Gurke ist den meisten bekannt. Doch auch andere Gemüsesorten sind hervorragend für einen Brotbelag geeignet:
* Fenchelstreifen: Knolle waschen, der Länge nach halbieren und hauchdünn aufschneiden
* Gehacktes Fenchelkraut, das wie Dill aussieht, schmeckt mit und ohne Salz
* Brokkolistängel schälen und in dünne Scheibchen aufschneiden
* Zerdrücktes Avocadofruchtfleisch leicht gesalzen oder ungewürzt
* Frische Sprossen
* Zucchinischeiben, frisch aufgeschnitten
* Fein geschnittener Chinakohl
* Feldsalat
* Rote Bete, in Scheiben geschnitten
* Bananenscheiben; Knäckebrot oder Roggenschnitten damit belegt schmecken fast wie Kekse
* Eingedicktes Apfelkompott
* Hauchdünne Gurkenscheiben mit etwas Salz bestreut
* Frisches Avocado-Apfel-Mus (da Avocado an der Luft schnell braun wird, kann man es nicht aufheben)
* Wasser- oder Honigmelone**, hauchdünn geschnitten
* Ebenfalls als Brotbelag geeignet: dünne Scheiben von magerem, gekochtem Fleisch (z. B. Pute), leicht gesalzen

Avocados sind für Neurodermitiker sehr gut geeignet. Sie enthalten große Mengen an den essenziellen Fettsäuren Linol- und Linolensäure, Biotin, Folsäure, Vitamin B6 und C, Pantothensäure und Kalium. Dadurch haben sie eine positive Wirkung auf die Hauterscheinungen.

Süßer Brotaufstrich

Bei einem einfachen Brotbelag hört die Frühstückswelt jedoch nicht auf. Es muss auch nicht immer Gemüse oder Banane auf dem Brot sein. Lassen Sie sich im folgenden Kapitel überraschen und inspirieren.

Frische Marmeladen*

Der am einfachsten herzustellende süße Brotaufstrich ist frisch geriebenes Obst

- 1 Apfel
- 1 Banane
- 1 Scheibe Knäckebrot

Für 4 Portionen
Zeit: 15 Minuten

1 Den Apfel schälen, das Kerngehäuse ausstechen und das Fruchtfleisch fein in einen Teller reiben.

2 Die Banane schälen, klein schneiden, zum Apfel geben.

3 Das Knäckebrot fein in das Obstmus mahlen und verrühren. 5 Minuten ziehen lassen, damit die Brösel das Fruchtwasser aufsaugen und das Obst streichfest wird.

Varianten *1 Banane und 2 Birnen
**1 Banane und 2 bis 3 Aprikosen
**1 Banane und 8 Kirschen
**4 Zwetschgen und 1 Apfel
**2 Aprikosen, 1 Apfel und 1 Banane

Gekochte Marmeladen*

Das gekochte Obst hält sich in geschlossenen Gläsern im Kühlschrank 2 bis 3 Wochen

- 500 g Äpfel und Birnen
- 2 TL Kartoffelstärke

Für 2 Gläser von 250 ml
Zeit: 30 Minuten

1 Äpfel und Birnen schälen, entkernen, in Stücke schneiden und mit ca. 200 Milliliter Wasser erhitzen.

2 Die Kartoffelstärke mit 1 Esslöffel Wasser verrühren, in das heiße Obst geben, einmal aufkochen lassen und weitere 20 Minuten garen.

2 Die Marmelade in Gläser füllen und in den Kühlschrank stellen.

Varianten *Es können auch Bananen mitgekocht werden.
*Das Obstmus wird fester, wenn Sie 3 Esslöffel gemahlene Sonnenblumenkerne untermischen oder es zusätzlich mit 1 Teelöffel Apfelpektin andicken.

Sesambanane herb*

Dieser süß-herbe Bananenbrei eignet sich vorzüglich als Brotaufstrich

- 1 EL grobe Haferflocken
- 2 EL Sesam
- 1 Banane
- 1 EL Sauerrahmbutter

Für 4 Portionen
Zeit: 15 Minuten

1 Haferflocken und Sesam mit einem Mixer zu Mehl zerkleinern.

2 Die geschälte Banane mit der Gabel zu Mus zerdrücken, mit dem Mehl vermischen und 2 Esslöffel Wasser einrühren.

3 Die Butter bei geringer Hitze zerlassen und in die Mischung geben. Die Masse unter gelegentlichem Umrühren abkühlen lassen, damit sich die geschmolzene Butter nicht absetzt.

Tipp Da sowohl das Sesam- als auch das Hafermehl nachquellen, wird der Aufstrich nach einigen Stunden etwas fester. Sollte er dann etwas mehlig schmecken, können Sie noch ½ zerdrückte Banane unterrühren.
Dieser Brotaufstrich kann nur für kurze Zeit im Kühlschrank aufbewahrt werden.

Varianten *Dieses Mus kann auch ohne Butter zubereitet werden. Dann schmeckt es etwas herber und benötigt zusätzlich 1 Teelöffel Wasser mehr, damit der Aufstrich von glatter Konsistenz wird.
*Für die süße Variation der Sesambanane nimmt man nur 1 Esslöffel Sesam und dafür 2 Esslöffel Haferflocken; dann sollte man die Masse eventuell mit etwas zusätzlichem Wasser geschmeidig machen.
*Mit ½ geschälten und geriebenen Apfel wird der Aufstrich frischer.
*Für einen Birnen-Hafer-Aufstrich müssen Sie obiges Rezept um 1 geriebene Birne und 1 zusätzlichen Esslöffel Haferflocken erweitern.
**Für ein süßes Mus kann die Sesambanane mit 1 Esslöffel Honig verfeinert werden.
***Wer Mandeln verträgt, kann Mandelmus anstatt des Sesams verwenden. Mandeln sind jedoch süßer, daher eventuell etwas weniger Banane verwenden.

Bananen aus dem Supermarkt sind leider meist belastet: Düngemittel, Wachstumshelfer, Schädlingsbekämpfungsmittel und Unkrautvernichter bleiben nicht außen an der Schale. Deshalb sollte die Frucht nach Möglichkeit im Bioladen gekauft werden. Bananen bestehen hauptsächlich aus Kohlenhydraten und enthalten sehr viel Kalium und die Vitamine A, B und C.

Salzige Sesambutter*

Schmeckt ähnlich pikant wie Erdnussbutter

- 100 g Sesam
- 150 g Sauerrahmbutter
- Salz

■ *Für 1 Glas von 250 ml*
Zeit: 15 Minuten

1 Sesam in einer Stahlwerk-Getreidemühle, Einstellung mittelgrob, mahlen oder mit einem Mixer pürieren und in einer ungefetteten Pfanne leicht anrösten. Die Masse abkühlen lassen.

2 Die weiche Butter schaumig schlagen und mit der lauwarmen Sesammasse vermischen. Zum Schluss mit Salz abschmecken und in einem Glas mit Schraubverschluss kühl aufbewahren.

Schokocreme**

Fast so schnell wie dieser Brotaufstrich hergestellt ist, ist er meistens auch gegessen

- 100 g Sauerrahmbutter
- 1 EL Blütenhonig
- 2 EL Carob

■ *Für 1 Glas von 125 ml*
Zeit: 5 Minuten

1 Butter und Honig in einem kleinen Topf unter Rühren schmelzen.

2 Das Carob hineingeben und mit einem Schneebesen gut verrühren.

3 Die Masse in ein kleines Glas füllen. Während des Abkühlens gelegentlich umrühren, damit sich die geschmolzene Butter nicht oben absetzt.

Varianten **Man kann der Schokocreme auch 1 Esslöffel Kakaopulver hinzufügen.
**Verwenden Sie Apfel- oder Birnensirup als Süßungsmittel, müssen Sie 1 Esslöffel Hafermehl aus gemahlenen Haferflocken hinzugeben.
** Mit geriebenen Sonnenblumenkernen wird die Creme etwas herber.

Mandelbutter**

Köstlichkeit mit Mandeln

- 150 g Sauerrahmbutter
- 1 EL Honig
- 1 TL Carob
- 100 g Mandeln

■ *Für 1 Glas von 250 ml*
Zeit: 10 Minuten

1 Die Butter bei Zimmertemperatur schaumig schlagen.

2 Den Honig zusammen mit dem Carob unter die weiche Butter rühren.

3 Die Mandeln mit einem Mixer fein zerkleinern und ebenfalls in die Buttercreme einrühren.

4 Die Creme in ein Glas mit Schraubverschluss füllen und kühl aufbewahren.

Aprikosenaufstrich herb-sauer**

1 Die Sonnenblumenkerne fein mahlen.
2 Die Aprikosen waschen, halbieren und entsteinen.
3 Honig und Aprikosenhälften mit den zerkleinerten Sonnenblumenkernen zu einer geschmeidigen Masse pürieren.
4 Nach und nach das gemahlene Getreide unter das Püree heben. Die genaue Getreidemenge wird von der Größe und Reife der Aprikosen bestimmt. Der Aufstrich sollte zähflüssig sein und schwer vom Löffel fallen.

Varianten **Zwetschgenaufstrich: Die Aprikosen können durch 4 bis 5 Zwetschgen ersetzt werden.
**Fruchtiger Aufstrich: Dafür zerkleinert man 50 Gramm Haferflocken und gibt das Mehl mit 2 entsteinten Aprikosen und 1 Esslöffel Honig in ein Mixgerät.

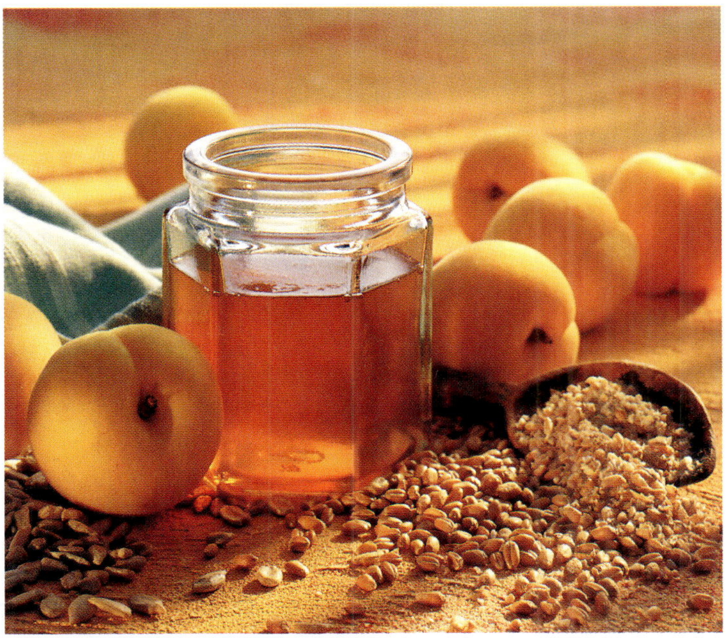

Wer es herb-sauer mag, liegt bei diesem Rezept richtig

- 3 TL Sonnenblumenkerne
- 3 Aprikosen
- 2 TL Wiesenhonig
- ca. 2 TL gemahlener Weizen oder Dinkel

■ *Für 1 Glas von 125 ml*
Zeit: 15 Minuten

Diese Creme eignet sich gut als Belag für Hefeteig, z. B. für Schneckennudeln, Teigtaschen oder für Streuselkuchen.

Gemüsepasten als Brotaufstrich

Gemüsepasten haben sich als Brotaufstrich ausgezeichnet bewährt und schmecken auch, wenn keine Diät erforderlich ist. Alle Rezepte können mit Butter oder Margarine zubereitet werden. In geschlossenen Behältern halten sich die Pasten bis zu einer Woche. Sie können auch eingefroren werden.

Fenchel-Lauch-Butter*

Diese leichte Kräuterbuttervariante regt schon durch ihr frisches Grün den Appetit an

- 1 Stange Lauch
- 100 g Sauerrahmbutter
- 2 EL Fenchelkraut
- Salz

■ *Für 1 Glas von 250 ml*
Zeit: 10 Minuten

1 Den Lauch waschen, in Ringe schneiden und fein hacken
2 Die Butter zerlassen, den Lauch hineingeben, verrühren und 2 Minuten andünsten.
3 Das Fenchelkraut waschen, fein hacken und zur Lauchbutter geben. Mit Salz abschmecken.
4 Die Buttermischung in ein Glas mit Schraubdeckel umfüllen und abkühlen lassen.

Varianten *Milde Lauchbutter: Die Buttermischung wird milder, wenn der Lauch etwas länger angedünstet wird.
*1 Teelöffel Hefeflocken beifügen.
**Zarte Zwiebelbutter: Auch mit 2 Esslöffeln Schnittlauch und dem Grün von Frühlingszwiebeln zubereitet schmeckt der Aufstrich gut.

Sesam-Petersilien-Butter**

Schnell hergestellter Brotaufstrich mit viel Vitamin C

- 2 TL Sesam
- 100 g Sauerrahmbutter
- 1 Bund Petersilie
- Salz

■ *Für 1 Glas von 125 ml*
Zeit: 15 Minuten

1 Den Sesam in einer Pfanne bei mittlerer Hitze ohne Fett anrösten, bis er leicht braun wird. Von der Kochstelle nehmen, die Butter hinzugeben und diese in der Pfanne schmelzen lassen.
2 Die Petersilie hacken und in die Butter rühren. Mit Salz abschmecken.

Varianten *Gehacktes Fenchelkraut oder Dill statt Petersilie verwenden.
*Mit 1 Teelöffel Hefeflocken zusätzlich würzen.

Süßsaure Gemüsebutter**

Abgerundeter Geschmack durch Obst und Gemüse

- 1 Stange Lauch
- 150 g Sauerrahmbutter
- 1 Apfel oder 1 Birne
- Salz

Für 1 Glas von 250 ml
Zeit: 25 Minuten

1 Den Lauch waschen, in sehr feine Ringe schneiden und bei mittlerer Hitze in wenig Butter andünsten.
2 Das Obst waschen, schälen, entkernen, in grobe Stücke schneiden und im Mixer zerkleinern. Wird ein Pürierstab verwendet, sollte das Obst grob gerieben werden, damit Gemüse und Obst sich auch homogen vermischen.
3 Erst den weichgedünsteten Lauch, dann die weiche Butter stückweise in den laufenden Mixer zum Obst geben und pürieren.
4 Mit Salz abschmecken und in Gläser gefüllt im Kühlschrank aufbewahren.

Varianten * Andere Gemüsesorten verwenden, z. B. Paprika statt Lauch.
** Kräuter oder gehacktes Fenchelkraut hinzugeben.
** Sonnenschein und Regen: Den Lauch durch 1 große Gemüsezwiebel ersetzen und 4 Esslöffel geriebene Sonnenblumenkerne unter die Gemüsebutter rühren.
** Lauch-Zwiebel-Birnen-Butter: 1 Stange Lauch, 1 große Gemüsezwiebel und 1 Birne in 2 Esslöffeln Olivenöl anbraten, mit 100 Gramm Butter verrühren und mit Salz abschmecken.

Serviervorschlag Baguette mit Sonnenschein: Das Baguette im Abstand von 1 Zentimeter einschneiden. Die zusammenhängenden Scheiben einseitig mit der Butter bestreichen. Das Baguette in Alufolie wickeln und 5 Minuten bei 180 °C (Gas Stufe 3) im Backofen backen. Vor dem Servieren noch 5 bis 7 Minuten bei geöffneter Folie knusprig werden lassen.

Tipp Gemüsebutter schmeckt natürlich nicht nur auf Brot, sondern kann auch Gemüsegerichte, Eintöpfe, Aufläufe u. v. m. verfeinern.

Gemüsebutter ist ein gesunder Brotaufstrich oder verfeinert viele verschiedene Gerichte, sie schmeckt gut, kann immer wieder neu variiert werden und hält sich je nach Zutaten längere Zeit im Kühlschrank – ein Muss für jede Küche.

Rosa Träne**

Brotaufstrich mit kräftiger Farbe

- 1 große Gemüsezwiebel
- 1 kleine Rote Bete
- ½ Stange Lauch
- 2 EL Olivenöl
- 1 Banane
- 100 g Sauerrahmbutter
- Salz

Für 2 Gläser von 250 ml
Zeit: 30 Minuten

1 Die Zwiebel abziehen und fein würfeln. Die Rote Bete schälen und ebenfalls in kleine Würfel schneiden. Den Lauch waschen und in feine Ringe schneiden.

2 Das Öl in einer Pfanne erhitzen, Zwiebel- und Rote-Bete-Würfel anbraten. Nach kurzer Zeit die Lauchringe dazugeben.

3 Sobald die Zwiebelwürfel glasig werden (Rote Bete und Lauch können dann noch Biss haben), das Gemüse im Mixer pürieren.

4 Die Banane schälen, grob zerkleinern, mit der Butter dem Püree hinzufügen und nochmals mixen. Mit Salz abschmecken, in Gläser füllen und kühl stellen.

Varianten **Sie können die Rote Bete auch durch Paprika ersetzen.

Tipp Dieses Rezept eignet sich auch zum Einfrieren.

Avocado-Gurken-Aufstrich*

Einfach und frisch

- 1 Avocado
- ½ Gurke
- 3 Stängel frischer Dill
- 3 EL Sonnenblumenöl
- Salz

Für 2–3 Portionen
Zeit: 15 Minuten

1 Die Avocado halbieren, den Kern entfernen und das Fruchtfleisch mit einem Löffel aus der Schale lösen.

2 Die Gurke waschen und in grobe Stücke schneiden.

3 Den Dill waschen und in Stücke von 2 bis 3 Zentimeter Größe zerteilen.

4 Alle Zutaten im Mixer oder mit einem Pürierstab zu einem glatten Brei pürieren.

Varianten *Wer Dill nicht verträgt oder wem dieses Kraut geschmacklich nicht so zusagt, kann ihn durch Fenchelkraut ersetzen.

Tipp Dieser Aufstrich passt gut als Dip zu warmen Pellkartoffeln. Da Avocados allerdings schnell braun werden, kann dieser Aufstrich nicht lange aufgehoben werden.

Pustabutter**

Zwiebel und Paprika sorgen für einen kräftigen Geschmack

- 100 g Roggen
- 1 Gemüsezwiebel
- 1 rote Paprika
- 100 g Sauerrahmbutter
- Salz
- eventuell 1 TL Hefeflocken

■ *Für 2 Gläser von 250 ml*
Zeit: 25 Minuten

1 Den Roggen fein schroten, mit 100 Milliliter Wasser einmal aufkochen und 15 Minuten quellen lassen.
2 Die abgezogene Zwiebel sowie die Paprika in kleine Würfel schneiden und mit etwas Butter anbraten.
3 Sobald die Zwiebelwürfel glasig sind, den Roggenbrei mit dem Gemüse vermischen.
4 Die Butter schaumig schlagen und unter den Brei heben. Mit Salz und Hefeflocken abschmecken und in Gläser füllen.

Varianten *Der nussige Geschmack des Grünkerns ist von ziemlicher Intensität und kann daher für Kräuter- und Gemüsebutter gut verwendet werden.
**Eine neue Geschmackskomponente erreichen Sie mit einer Roggen-Petersilienwurzel-Kombination.

Kartoffel-Gemüse-Aufstrich*

Ein Butteraufstrich mit hohem Gemüseanteil

- 2–3 mittlere Kartoffeln
- 1 kleiner Kohlrabi
- 1 kleiner Brokkoli
- 100 g Sauerrahmbutter
- Salz

■ *Für 1 Glas von 250 ml*
Zeit: 30 Minuten

1 Die Kartoffeln waschen, schälen, in kleine Würfel schneiden und mit ½ Liter Wasser bei mittlerer Hitze in einem geschlossenen Topf aufkochen.
2 Den Kohlrabi schälen und würfeln, den Brokkoli waschen, die Röschen abschneiden, den Stiel schälen und in Scheiben schneiden. Das Gemüse zu den Kartoffelwürfeln geben und bei schwacher Hitze 10 Minuten im geschlossenen Topf dünsten, bis das Gemüse weich ist.
3 Das Kochwasser mit wenig Gemüse pürieren. Nach und nach das restliche Gemüse in den laufenden Mixer füllen. Die Butter in grobe Stücke schneiden und mit dem Gemüse pürieren.
4 Mit Salz abschmecken, in Schraubgläser füllen und kühl aufbewahren.

Varianten *Für eine pikante Form können Sie in den Aufstrich eine gepresste Knoblauchzehe miteinrühren.

Ideale Resteverwertung

- 100 g Linsen
- 1 TL Bohnenkraut
- 50 g Butter
- Salz

Für 1 Glas von 125 ml
Zeit: 25 Minuten, am Vorabend 5 Minuten

Linsencreme**

1 Die Linsen am Vorabend in 150 Milliliter Wasser in einem Topf einweichen.

2 Am nächsten Tag das Bohnenkraut zugeben und die Linsen 15 bis 20 Minuten kochen, eventuell etwas Wasser nachgießen. Das Wasser sollte nach dem Kochen gänzlich aufgesogen sein.

3 Die weichen Linsen und das Bohnenkraut mit der Butter pürieren und mit Salz abschmecken.

Tipp Falls Sie kalte Linsenreste verwenden, ist es besser, die Butter zu zerlassen.

Varianten ** Für eine pikante und würzige Note 1 Zwiebel mitkochen.

** Anstelle der Linsen Bohnen verwenden.

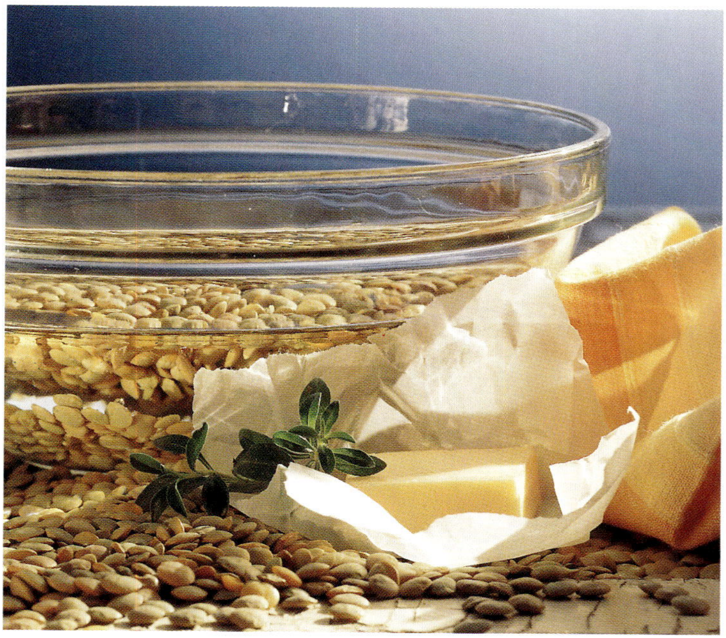

Getrocknete Linsen lassen Sie am besten über Nacht in ungesalzenem Wasser einweichen.

Mixgetränke

Es muss nicht immer nur Mineralwasser oder Tee sein. Selbst wenn Apfelsaft erst im späteren Alter getrunken werden kann, ist Abwechslung möglich. Fertigsäfte haben allerdings meist Zusätze wie Zitronensaft, Vitamin C oder Südfrüchte.

Bananenschaum*

Ein schneller Drink für sofort

- 1 Banane
- 100 ml Mineralwasser

Für 1 Portion
Zeit: 5 Minuten

1 Die Banane schälen und im Mixer pürieren.

2 Das Mineralwasser während des Mixens langsam zugießen.

Varianten *Mit einem Sojadrink wird der Bananenschaum cremiger und eignet sich auch zum Einfrieren als Eis.
** Mit 1 Esslöffel Sauerrahm verfeinern.
** 100 Milliliter Apfelsaft dazugeben.

Apfel-Bananen-Schaum*

Einfach in der Zubereitung

- 2 Äpfel
- 1 Banane
- 100 ml Mineralwasser

Für 2 Portionen
Zeit: 15 Minuten

1 Die Äpfel schälen, entkernen und in Würfeln mit 100 Milliliter Wasser weich kochen.
2 Die Banane schälen und zusammen mit dem warmen Kompott pürieren.
3 Mit Mineralwasser aufgießen und verrühren.

Varianten *Schmeckt auch mit Sojadrink.
*Statt der Äpfel 2 reife Birnen verwenden.

Avocado-Bananen-Birnen-Drink *

Grün, cremig, köstlich und schnell gemacht

- 1 Avocado
- 2 Bananen
- 500 ml Mineralwasser
- 500 ml Birnenfein

Für 6 Portionen
Zeit: 5 Minuten

1 Das Avocadofruchtfleisch aus der Schale lösen. Die Bananen schälen und beides in den laufenden Mixer geben.

2 Abwechselnd Mineralwasser und Birnenfein zufügen, bis eine sämige Flüssigkeit entstanden ist.

Varianten * Mit Apfelsaft hält der Drink seine Farbe länger.

Säfte – mit dem Entsafter zubereitet

Da viele Fertigprodukte mit Zucker und Konservierungsmitteln versetzt sind, die für Neurodermitiker ungeeignet sind, ist ein Entsafter empfehlenswert. Dieses Gerät gibt Ihnen zudem die Möglichkeit, Lebensmittel, die vertragen werden, zu den unterschiedlichsten Variationen zu kombinieren.

Aprikosen-Kirsch-Cocktail**

Fruchtig und belebend

- 200 g Aprikosen
- 100 g Süßkirschen
- 100 ml Mineralwasser

■ *Für 2 Portionen*
Zeit: 15 Minuten

1 Aprikosen und Kirschen entsteinen, in den laufenden Entsafter geben und den Saft in einer Saftkaraffe auffangen.
2 Je nach Geschmack mit Mineralwasser verdünnen.

Varianten **Melonen statt der Kirschen oder statt des Mineralwassers verwenden.
**Joghurt-Aprikosen-Drink: In diese Obstmischung können 2 Esslöffel Ziegen- oder Schafsjoghurt gemischt werden.
*** 100 Gramm Trauben hinzufügen.

Apfel-Möhren-Drink*

Ein sehr gesundes Getränk mit selbst hergestelltem Möhrensaft

- 2 mittelgroße Möhren
- 2 Äpfel
- 1 TL Sonnenblumenöl
- 50 ml Mineralwasser

■ *Für 1 Portion*
Zeit: 15 Minuten

1 Die Möhren waschen, schälen und zerkleinern. Die Äpfel schälen, das Kerngehäuse ausstechen und das Fruchtfleisch in Schnitze schneiden.
2 Die Möhren und die Apfelschnitze in den Entsafter geben, den Saft in einem hohen Glas auffangen.
3 Öl und Mineralwasser zum Saft geben, umrühren und den Drink sofort servieren.

Varianten *Möhren-Birnen-Drink: 150 Milliliter Möhrensaft selbst gemacht oder aus der Flasche und 1 Birne.
*Möhren-Melonen-Drink: 2 Scheiben Melonen versüßen das Trinkvergnügen.
**Apfel-Möhren-Radieschen-Drink: Mit 2 bis 4 Radieschen wird der Saft frischer.

Eiszapfen-Birnenfein**

Dieser Drink schmeckt erfrischend; steht er eine Weile, wird er schärfer

- 200 g Eiszapfen
- 600 g Birnen
- 400 ml Mineralwasser

Für 3 Portionen
Zeit: 15 Minuten

1 Die Eiszapfen waschen; die kleinen Wurzeln, Wurzelspitzen und die Blätteransätze entfernen.
2 Die Birnen vierteln, schälen und das Kerngehäuse entfernen.
3 Abwechselnd Eiszapfen und Birnen in den Entsafter geben und den Saft in einer Karaffe auffangen.
4 Mit Mineralwasser aufgießen, umrühren und mit Eiswürfeln servieren.

Apfeltraum in Grün**

Dezent und erfrischend

- 1 Gurke
- ca. 150 ml Apfelsaft
- ca. 150 ml Mineralwasser

Für 2 Portionen
Zeit: 5–10 Minuten

1 Die Gurke mit einer Saftschleuder entsaften.
2 Mit jeweils der gleichen Menge Apfelsaft und Mineralwasser auf ½ Liter Flüssigkeit ergänzen und umrühren. Je nach Gurke kann die erhaltene Saftmenge etwas variieren.

Varianten *Wenn Sie die Gurke im Mixer pürieren, wird der Drink etwas dickflüssiger. Sie können auch die Gurke reiben und entweder mit der Hand ausdrücken oder den Saft durch ein Sieb ablaufen lassen.

Rote Erde**

Appetitlich in Farbe und Geschmack

- 1 Rote Bete
- 3 Möhren
- 2–3 Scheiben Melone

Für 2 Portionen
Zeit: 15 Minuten

1 Rote Bete und Möhren waschen und schälen.
2 Die Kerne aus den Melonenschnitzen entfernen und das Fruchtfleisch von der Schale schneiden.
3 Die Zutaten in Stücke zerteilen und in den laufenden Entsafter geben. Den Saft in einer Karaffe auffangen.

Varianten **Birnen oder Äpfel statt Melonen verwenden. **Rote Bete durch Radieschen ersetzen.

Tipp Beim Schälen der Roten Bete ist es ratsam, Gummihandschuhe zu tragen, da der rote Farbstoff stark abfärbt.

Rote-Bete-Apfel-Traum**

Gemüse für die Gesundheit, Obst für die Frische

- 2 Rote Bete
- 6 Äpfel oder 300 ml Apfelsaft (naturtrüb)
- 1 Flasche Mineralwasser

■ *Für 4 Portionen*
Zeit: 15 Minuten

1 Rote Bete und Äpfel waschen, schälen und in große Stücke schneiden. Das Kerngehäuse der Äpfel entfernen.

2 Die Zutaten in den laufenden Entsafter geben und den gewonnenen Saft mit Mineralwasser aufgießen.

Varianten **Ersetzen Sie einen Teil des Mineralwassers durch den Saft von 2 Möhren oder 1/2 Gurke.

Kohlrabi-Möhren-Trunk*

Ein wahres Stärkungsgetränk

- 2–3 Möhren
- 1 Kohlrabi
- 1 TL Sonnenblumenöl

■ *Für 1 Portion*
Zeit: 10 Minuten

1 Möhren und Kohlrabi waschen, schälen und in große Stücke schneiden. Bei einem großen Kohlrabi eventuell 4 Möhren verwenden, da der Möhrenanteil überwiegen soll.

2 Das Gemüse entsaften und die Flüssigkeit in einem Gefäß mit Deckel auffangen.

3 Das Sonnenblumenöl hinzugeben, das Gefäß verschließen und fest schütteln, damit sich das Öl gut verteilt.

Varianten **Ergänzen Sie die Gemüseauswahl durch Radieschen, Navetten, Birnen oder Äpfel.

Pikante Rote Bete**

Eine etwas ausgefallene Mischung mit Rettich und Paprika

- 1 Rote Bete
- 1 Rettich
- 1 rote oder gelbe Paprikaschote

■ *Für 1 Portion*
Zeit: 10 Minuten

1 Rote Bete und Rettich waschen und schälen.

2 Die Paprikaschote waschen, halbieren, die weißen Zwischenwände sowie die Kerne entfernen und nochmals waschen.

3 Das Gemüse in Stücke schneiden und abwechselnd in den laufenden Entsafter geben.

Varianten **Ersetzen Sie den Rettich durch einige frische Radieschen.
**Roter Gurkentrunk: Fügen Sie noch ½ Gurke zu, dann wird der Saft etwas milder.

Saft oder Eis

Folgende Getränke eignen sich auch als Gefrorenes bzw. als Sorbet – dazu wird der Saft nur leicht angefroren. Sie sind dann ein idealer Nachtisch.

Möhren-Apfel-Bananen-Drink*

Ein milder Genuss, auch bei Bauchschmerzen gut verträglich

- 125 ml Möhrensaft
- Kompott von 2 Äpfeln
- 125 ml Mineralwasser
- 2–3 Tropfen Sonnenblumenöl
- 1 Banane

■ *Für 2 Portionen*
Zeit: 10 Minuten

1 Möhrensaft, Apfelkompott, Mineralwasser und Öl in einen Mixer geben und pürieren.
2 Die Banane schälen und in groben Stücken in den laufenden Mixer geben. Wenn eine einheitliche Flüssigkeit entstanden ist, sofort servieren.

Varianten **Statt Apfelkompott kann man auch 125 Milliliter Apfelsaft zugeben.
*Wenn Sie einen automatischen Entsafter verwenden, nehmen Sie 4 Möhren, 2 Äpfel, 1 Banane und Mineralwasser nach Belieben.

Scharfer Apfel**

Apfel und Rettich zusammen entsaftet ergeben einen milden und wohlschmeckenden Rettichsaft

- ½ Rettich
- 3 Äpfel

■ *Für 2 Portionen*
Zeit: 10 Minuten

1 Die Zutaten waschen, schälen, die Äpfel entkernen und beides in grobe Stücke schneiden.
2 Abwechselnd die Rettich- und Apfelstücke in den laufenden Entsafter geben. Sofort servieren oder leicht anfrieren.

Varianten **Mit 3 Esslöffeln Öl angereichert ergibt dieser Saft eine Salatsauce, die besonders gut für Kartoffelsalat geeignet ist. Da der Saft schärfer wird, wenn er ein paar Minuten steht, sollte er gleich verwendet werden.
**Nehmen Sie statt des Rettichs einige Radieschen: 3 geputzte Radieschen mit 1 mittelgroßen Apfel kombiniert – das schmeckt auch kleinen Kindern.
*Rettich- oder Radieschensaft kann als Ersatz für Essig verwendet werden. Radieschen sind dabei etwas milder.

Nicht nur im Sommer wohltuend

- 400 g Banane
- 200 g reife Aprikosen
- 300 ml Mineralwasser

■ *Für 2 Portionen*
Zeit: 5–10 Minuten

Aprikosen-Bananen-Drink**

1 Die Bananen schälen und in groben Stücken pürieren.
2 Die Aprikosen waschen, halbieren, entsteinen und nach und nach mit in den laufenden Mixer geben.
3 Mit Mineralwasser aufgießen, umrühren und servieren.

Varianten **Aprikosen-Bananen-Eis: Mineralwasser weglassen, und das Mus in eine Eiswürfelform geben. Ist das Eis angefroren, Zahnstocher oder Partysticker als Stiel in das Eis stecken. Die Menge reicht für 2 Lagen Eiswürfel. Reines Aprikosenmus ergibt ein säuerliches Eis.
*Halbgefrorenes: Das Obstmus in einer Schüssel ins Eisfach stellen. Alle ½ Stunde umrühren, so dass der gefrorene Rand mit dem Inneren gut vermischt wird. Den Vorgang wiederholen, bis man aus der Masse Kugeln formen kann.

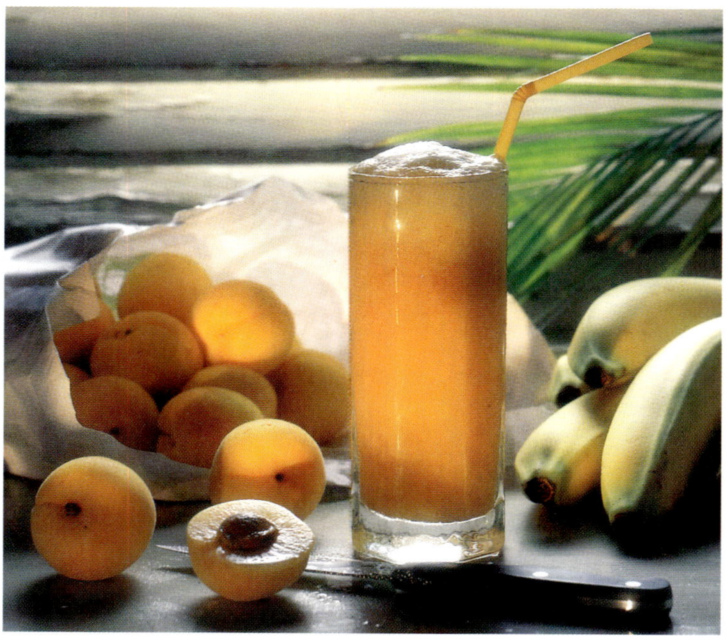

Prickelndes Mineralwasser setzt dem Aprikosen-Bananen-Drink seine weiße Schaumhaube auf.

Kohl-Radieschen-Lauch-Drink**

Auch einheimische Zutaten können exotisch wirken

- 6–7 Kohlblätter
- 6 Radieschen
- ¼ Stange Lauch
- 100 ml Mineralwasser

■ *Für 2 Portionen*
Zeit: 15 Minuten

1 Die Kohlblätter vom Kopf lösen, waschen und zerkleinern.

2 Die Radieschen waschen, Wurzeln und Blätteransätze entfernen.

3 Den Lauch der Länge nach halbieren, waschen und in grobe Stücke schneiden.

4 Abwechselnd Kohl, Radieschen und Lauch in den laufenden Entsafter geben, den Saft mit Mineralwasser aufgießen und umrühren.

Tipp Dieser Drink ist relativ scharf. Deshalb sollte der Lauch weggelassen werden, wenn er für sehr kleine Kinder zubereitet wird.

Varianten **Sie können natürlich auch andere Gemüsesorten anstelle der genannten verwenden.
**Mit etwas Öl und Salz verrührt kann dieser Drink gut als Salatsauce wie ein Essig-Öl-Dressing verwendet werden.

Variationen für Salatsaucen

Auch ohne Essig und Küchenkräuter kann Salat schmackhaft zubereitet werden. Ob geraspelter Kohl oder Sprossen allein oder mit grünen Blattsalaten kombiniert, es gibt viele Möglichkeiten – einige Salatsaucen sind nämlich schon gewöhnungsbedürftig.
Als guter Essigersatz bietet sich Rettich- oder Radieschensaft an. Hierfür wird ein Entsafter oder Mixer benötigt. Salatsaucen kann mit der Flüssigkeit von gewässertem Lauch eine gewisse Schärfe gegeben werden. Alle Saucenvorschläge können außerdem mit 1 Teelöffel Essig vermischt werden, so dass Freunde oder Familienmitglieder, die nicht von Neurodermitis betroffen sind, nicht auf ihren gewohnten Geschmack verzichten müssen.

Das Geheimnis von Salaten liegt besonders in der Sauce. Werden die Zutaten vorher verrührt, können sie ihren Geschmack richtig entfalten. Dabei kann ein Schüttelbecher, d. h. ein Behälter mit Deckel, eine gute Hilfe sein. Die Zutaten können aber auch in einem Schälchen mit einer Gabel oder einem kleinen Schneebesen solange verrührt werden, bis sie sich vollständig zu einer sämigen Sauce vermischt haben.

Möhren-Apfel-Dressing*

Für dieses Dressing benötigen Sie einen Entsafter (ohne Entsafter: siehe Variante)

- 1 Apfel
- 2 Möhren
- 2 EL Olivenöl
- Salz

■ *Für 2 Portionen*
Zeit: 10 Minuten

1 Apfel und Möhren waschen, schälen und in grobe Stücke schneiden.
2 Beide Zutaten entsaften, dabei den Saft in einem Schüttelbecher auffangen. Öl hinzugeben, den Becher verschließen und die Flüssigkeit gut durchschütteln.
3 Mit Salz abschmecken.

Varianten **50 Milliliter Möhrensaft, 50 Milliliter Apfelsaft, 2 Esslöffel Olivenöl und etwas Salz vermengen.

Apfel-Öl-Grundsauce*

Einfaches Grunddressing, für Variationen erweiterbar

- 4 EL Apfelsaft
- 2 EL Sonnenblumenöl
- Salz

■ *Für 2 Portionen*
Zeit: 5 Minuten

1 Apfelsaft und Öl in einem verschließbaren Gefäß durchschütteln oder verquirlen.
2 Mit Salz abschmecken.

Tipp Da bei Salatsaucen nur geringe Mengen an Flüssigkeit benötigt werden, kann Saft als Würze dienen.

Apfel-Öl-Kräuter-Dressing**

Viele Neurodermitiker vertragen milde Kräuter wie Basilikum, Schnittlauch, Dill oder Petersilie

- 1 Bund Kräuter
- Apfel-Öl-Grundsauce

■ *Für 4 Portionen*
Zeit: 10 Minuten

1 Die Kräuter waschen und Blätter bzw. feine Büschel vom Hauptzweig zupfen; dann fein hacken.
2 Die Kräuter in groben Stücken in den Mixer mit Saft und Öl geben, Salz hinzufügen und pürieren oder alle Zutaten in ein Gefäß mit Deckel geben und kräftig durchschütteln.

Varianten **Basilikumsauce: Die Grundsauce mit 10 klein gehackten Basilikumblättern anreichern.
**Schnittlauchdressing: Die Grundsauce mit 3 bis 4 Stängeln Schnittlauch, in Röllchen geschnitten, erweitern.
**Dill-Apfel-Dressing: Die Grundsauce mit 4 Stängeln fein gehackten Dills würzen.
**Petersiliendressing: Die doppelte Menge der Grundsauce mit 3 Stängeln klein gehackter Petersilie vermischen.

Scharfes Apfel-Öl-Dressing**

Scharf machen mit Radieschen, Frühlingszwiebeln oder Lauch

- 5 Radieschen
- 3 Stängel Frühlingszwiebeln oder 10 cm Lauch
- 4 EL Apfelsaft
- 2 EL Sonnenblumenöl
- Salz

■ *Für 4 Portionen*
Zeit: 10 Minuten

1 Die Radieschen waschen, Wurzeln und Blätteransätze entfernen und die Knollen vierteln.
2 Die Frühlingszwiebeln waschen und in 3 bis 4 Zentimeter lange Stücke schneiden, bzw. den Lauch putzen und in 3 Zentimeter breite Stücke schneiden.
3 Radieschen, Frühlingszwiebel- oder Lauchstücke in einem Mixer mit Saft, Öl und Salz zerkleinern.

Varianten ** Fein gehackte Basilikumblätter hinzufügen.
** ½ Zwiebel statt des Lauchs und der Radieschen.

Radieschen-Schnittlauch-Dressing**

Dressing auch für kleinere Kinder

- 1 Bund Schnittlauch
- 10 EL ungetrübten Apfelsaft
- 4 EL Sonnenblumenöl
- 5 Radieschen
- ½ TL Salz

■ *Für 4 Portionen*
Zeit: 10 Minuten

1 Den Schnittlauch waschen und in 2 bis 3 Zentimeter lange Röllchen schneiden.
2 Mit Apfelsaft und Öl im Mixer pürieren.
3 Die Radieschen waschen, Wurzel und Blätter entfernen, vierteln und nach und nach in den laufenden Mixer geben.
4 Mit Salz abschmecken.

Avocadodressing*

Eignet sich sehr gut für Gurken- und Blattsalate

- ¼ Avocado
- 1 EL Öl
- Salz

■ *Für 4 Portionen*
Zeit: 10 Minuten

Das weiche Fruchtfleisch der Avocado mit der Gabel zerdrücken und zusammen mit Öl, 1 Esslöffel Wasser und Salz in einer Schüssel zu einer glatten Sauce verrühren.

Varianten * Das Avocadodressing mit Birnen- oder Apfelkompott anrühren.
** Das Dressing anstatt mit Wasser mit Apfelsaft oder Birnenfein vermischen.
** Für eine schärfere Salatsauce 1 kleine Petersilienwurzel entsaften und hinzufügen oder mit 1 Teelöffel Hefeflocken würzen.
** Dillspitzen hinzufügen.

Lauchsauce*

Passt gut zu Lauch-Apfel-Salat

- 10 cm Lauch
- 1 EL Öl
- Salz

■ *Für 4 Portionen*
Zeit: 15 Minuten

1 Den Lauch waschen, in sehr feine Ringe schneiden und in einer kleinen Schüssel in 50 Milliliter kaltem Wasser 10 Minuten einweichen.

2 Das Wasser in einen Schüttelbecher abgießen, Öl und Salz dazugeben und alles gründlich miteinander vermischen.

Varianten ** Für einen intensiveren Geschmack den Lauch entsaften und die restlichen Zutaten einrühren.

Serviervorschlag Lauchstreifen werden durch das Wässern milder und können in die Salatmischung gegeben werden. Er ist dann auch für kleinere Kinder geeignet.

Gurkendressing*

Schnell und einfach

- ¼ Gurke
- 1 Teelöffel Sesam
- 2 EL Sonnenblumenöl
- ½ Teelöffel Hefeflocken
- Salz

■ *Für 4 Portionen*
Zeit: 10 Minuten

1 Die Gurke schälen und fein reiben.

2 Sesam in einer Pfanne ohne Fett bei mittlerer Hitze unter ständigem Rühren anrösten.

3 Sesam, Sonnenblumenöl, und die Hefeflocken zu der Gurke geben und alles zu einer homogenen Masse verrühren. Mit Salz würzen.

Varianten ** Lauch bringt einen schärferen Geschmack in dieses Dressing, allerdings verträgt das nicht jeder.
** Rohe pürierte Zwiebeln machen das Dressing scharf! Wer dies nicht verträgt, kann gewässerte oder gedünstete Zwiebeln verwenden.

Info Gurken gelten als äußerst erfrischendes Gemüse. Schon im alten Rom genoss man sie roh mit so genannten Liquamen – ein salziges Gewürz aus Sardellen erstellt, vergleichbar mit dem indonesischen Nam pla – gewürzt. Auch in die mittel- und nordeuropäische Küche hielt die Gurke schon in frühen Zeiten Einzug.

Avocado-Gurken-Dressing*

Eine Sauce für gemischte Salate

- ½ Avocado
- ½ Gurke
- Salz
- 30 ml Öl

Für 6 Portionen
Zeit: 10 Minuten

1 Die Avocado halbieren, den Kern entfernen und das Fruchtfleisch aus der Schale löffeln.

2 Die Gurke waschen und in grobe Stücke schneiden.

3 Avocado, Gurke, Salz und Öl in einem Mixer pürieren.

Varianten **Joghurt-Avocado-Dressing: Zusätzlich 1 Becher Ziegen- oder Schafsjoghurt unterrühren.

Kartoffeldressing*

Passt sehr gut zu Feldsalat, Chinakohl oder Endiviensalat

- 1 gekochte Kartoffel
- 2 EL Öl
- 2 EL Wasser oder Sojamilch
- Salz

Für 4 Portionen
Zeit: 10 Minuten

1 Die Kartoffel weich kochen, schälen und mit einer Gabel zerdrücken.

2 Den Brei mit Öl und Wasser oder Sojamilch verquirlen.

3 Mit Salz abschmecken.

Varianten *Gehackte Sonnenblumenkerne dazugeben.
*Geröstete Sesamkerne oder in Butter geröstete und gesalzene Brotstückchen über den Salat streuen.
**Schärfer wird die Sauce mit gewässertem Lauch.

Rohkost und Salat

Eine ergiebige Quelle zur Deckung des Vitamin- und Mineralstoffbedarfs bei der Ernährung bieten Rohkost und Salate, da bei ihnen sämtliche Inhaltsstoffe nicht durch einen Garprozess zerstört werden. Wichtig ist, darauf zu achten, dass die Produkte naturbelassen sind, dass man sie nicht lange lagert – und wenn, dann nur im Kühlen, Dunklen – und dass sie schnell gewaschen und verwendet werden.
Ein Vorteil folgender Rezepte besteht darin, dass sie meist rasch und problemlos zuzubereiten sind. Die Vielzahl der Zutaten, die für Neurodermitiker geeignet sind, ermöglicht problemlos eine abwechslungsreiche Küchengestaltung.

Chinakohl-Birnen-Salat**

Ein fruchtiger Salat, als Vorspeise geeignet

- 400 g Chinakohl
- 5 Birnen
- 1 Bund Schnittlauch
- 50 ml Möhrensaft
- 4 EL Weizenkeimöl
- Salz

■ *Für 4 Portionen*
Zeit: 25 Minuten

1 Den Chinakohl waschen, trocknen und in feine Streifen schneiden.
2 Die Birnen schälen, vierteln und das Kerngehäuse entfernen. Das Fruchtfleisch von 4 Birnen würfeln.
3 Den Schnittlauch waschen, in feine Röllchen schneiden und mit Chinakohl und Birnenwürfeln vermischen.
4 Die restliche Birne fein reiben und mit Möhrensaft, Öl und Salz zu einem sämigen Dressing verrühren.
5 Über die Rohkost geben und 5 bis 10 Minuten ziehen lassen.

Varianten *Auch die Kombinationen Banane und Apfel bzw. Banane und Birne eignen sich für eine erfrischende Salatsauce.
*Fein geriebene Möhren zum Salat geben. Dünn aufgeschnittene Lauchstreifen untermischen.
**Gehobelte Radieschen und in Streifen geschnittene Paprikaschoten hinzufügen; statt Möhrensaft schmeckt der Salat auch mit Rettich- oder Radieschensaft sehr gut (siehe Salatsaucen, ab Seite 49 ff.).

Radieschen-Rettich-Salat**

Hier darf sich der natürliche Gemüsegeschmack voll entfalten

- 1 Bund Radieschen
- 6 Eiszapfen
- Salz
- 1 Gurke
- 1 Kohlrabi
- 4–5 EL Olivenöl

■ *Für 6–8 Portionen*
Zeit: Mit Küchenmaschine 20 Minuten, sonst 30 Minuten

1 Radieschen und Eiszapfen von den Wurzelspitzen und den Blätteransätzen befreien und waschen.
2 Das Gemüsefleisch in sehr dünne Scheiben schneiden, in eine Schüssel geben und leicht salzen. Zugedeckt stehen lassen.
3 Die Gurke waschen und mit der Küchenmaschine grob raspeln. Große Schalenstücke entfernen und die geriebene Gurke zu den anderen Zutaten geben.
4 Den Kohlrabi schälen und ebenfalls mit der groben Reibe gleich zu den anderen Salatzutaten raspeln.
5 Das Olivenöl über den Salat träufeln. Nochmals mit etwas Salz würzen.

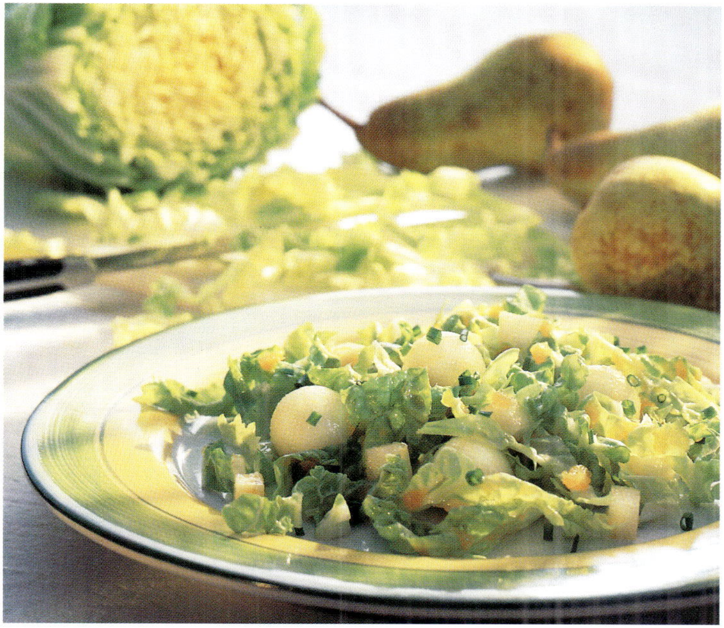

Zu Chinakohl-Birnen-Salat passt ein süßes Dressing aus Möhrensaft und Öl. Etwas Schnittlauch gibt dem Salat Würze und Pfiff.

Fenchelsalat*

1 Den Apfel schälen, das Kerngehäuse entfernen und zu feinem Mus in eine Salatschüssel reiben.

2 50 Milliliter Wasser, Öl und Salz in das Apfelmus geben und verrühren.

3 Den Fenchel waschen. Das Grün abschneiden, fein hacken und beiseite stellen. Die Knolle halbieren und in hauchdünne Scheiben schneiden. Je dünner die Scheiben sind, umso besser schmeckt der Salat.

4 Die Fenchelstreifen in die Sauce geben, das Fenchelkraut darüber streuen, umrühren und einige Minuten ziehen lassen.

Varianten *Mit Gurkenscheiben und Gurkensauce variieren. *Wer es schärfer mag, schneidet Radieschen oder leicht gewässerte Lauchstreifen darunter.

Magenschonende Abwechslung

- 1 Apfel
- 2 EL Sonnenblumenöl
- Salz
- 1 Fenchelknolle

Für 2 Portionen
Zeit: 20 Minuten

Weißkohlsalat* mit Zucchinichips*

Weißkohlsalat schmeckt warm und kalt gut. Er passt zu Fleisch, gegrilltem oder leicht gebratenem Gemüse

- 2 Zucchini
- 5 EL Olivenöl
- Salz
- 500 g Weißkohl
- 1 Stange Lauch
- einige Fenchelkörner
- 1 Birne
- 2 EL Öl

■ *Für 6 Portionen*
Zeit: 30 Minuten

1 Die Zucchini waschen und in dünne Scheiben schneiden. Ein Backblech mit Olivenöl einpinseln, salzen und die Zucchinischeiben in einer Schicht darauf verteilen. Mit Öl beträufeln, leicht salzen und bei 200 °C (Gas Stufe 3–4) im Backofen 10 bis 15 Minuten backen. Nach der Hälfte der Zeit die Zucchinischeiben wenden und fertig backen, bis sie goldgelb sind.
2 Die äußeren Blätter des Weißkohls entfernen. Den Kopf vierteln, den Strunk ausschneiden und die Viertel in sehr feine Streifen schneiden.
3 Den Lauch der Länge nach halbieren, waschen und in Ringe schneiden. 4 Esslöffel der Lauchstreifen in einem verschließbaren Gefäß mit 100 Milliliter Wasser übergießen. Den restlichen Lauch zum Kohl geben.
4 Die Fenchelkörner im Mörser zerkleinern, zu den eingeweichten Lauchstreifen geben.
5 Die Birne waschen, vierteln, das Kerngehäuse entfernen und das Fruchtfleisch zu den Lauchstreifen reiben. Öl und Salz hinzufügen, die Schüssel verschließen und schütteln.
6 Das Dressing über den Kohl-Lauch-Salat gießen, umrühren und 15 Minuten ziehen lassen. Mit den Zucchinichips servieren.

Varianten * Weichen Sie einen größeren Teil des Lauchs ein, so erhalten Sie mehr Sauce.
** 1 Schuss Birnenfein hinzufügen.
** 1 Rettich oder einige Radieschen machen den Salat etwas schärfer.

Kohlrabi-Apfel-Salat*

Ein Herbstsalat für die Apfel-Kohlrabi-Zeit

- 1 Kohlrabi
- 2 Äpfel
- 50 ml Apfelsaft
- 2 EL Sonnenblumenöl
- Salz

■ *Für 4 Portionen*
Zeit: 15 Minuten

1 Den Kohlrabi waschen, schälen und fein reiben.
2 Äpfel schälen, vierteln, entkernen, zum Kohlrabi raspeln.
3 Apfelsaft, Sonnenblumenöl, 50 Milliliter Wasser und Salz zu einer sämigen Salatsauce verrühren.

Rucolasalat mit Sojadressing**

Italienisches Flair und intensiver Geschmack

- 4 EL Sojadrink
- 4 EL Olivenöl
- Salz
- 1 Bund Rucola oder 6 Löwenzahnblätter
- 500 g Möhren

Für 6 Portionen
Zeit: 20 Minuten

1 Sojadrink und Öl miteinander verrühren.
2 Den Salat waschen und die Blätter in feine Streifen schneiden. Mit der Sauce mischen und ziehen lassen.
3 Die Möhren abbürsten oder schälen, mit dem feinen Reibeeinsatz der Küchenmaschine direkt zum Rucola raspeln.
4 Umrühren und nochmals mit Salz abschmecken.

Varianten *Zu diesem Salat passt das Grunddressing aus Apfelsaft und Öl besonders gut.

Möhren-Radieschen-Gurken-Salat**

Erfrischend gut

- 2 Möhren
- ½ Gurke
- 10 Radieschen
- 3 EL Sonnenblumenöl
- ¼ TL Salz
- 3 EL Birnenfein

Für 4 Portionen
Zeit: 15 Minuten

1 Möhren, Gurke und 7 Radieschen waschen und in feine Scheiben schneiden.
2 Die restlichen Radieschen für die Sauce waschen und in groben Stücken mit Öl, Salz und Birnenfein pürieren.
3 Die Sauce über das Gemüse gießen und 10 Minuten ziehen lassen.

Varianten *Olivenöl statt Sonnenblumenöl verwenden. *3 bis 4 Stängel Dill oder 10 Blätter Basilikum in das Dressing mixen.

Rohkost mit Sesam**

Zu Gemüsepolenta oder Hirse

- 200 g Rote Bete
- 200 g Kohlrabi
- 1 säuerlicher Apfel
- 1 kleine Petersilienwurzel
- 1 EL Olivenöl
- 1 TL Hefeflocken
- Salz
- 1 Bund Petersilie
- 1–2 EL Sesam

Für 4 Portionen
Zeit: 25 Minuten

1 Rote Bete und Kohlrabi waschen, schälen und fein reiben.
2 Den Apfel schälen, vierteln und ebenfalls reiben.
3 Die Petersilienwurzel sehr fein hacken und mit Apfelsaft, Olivenöl, Hefeflocken und Salz zu einer homogenen Sauce verrühren. Das Dressing über den Rohkostsalat gießen.
4 Die Petersilie fein hacken und mit dem Sesam über den Salat streuen.

Varianten *Möhren statt Kohlrabi verwenden.

Milder Kartoffelsalat*

Der Partyklassiker

- 700 g fest kochende Kartoffeln
- ½ Stange Lauch
- Fenchelkraut
- 1 TL Hefeflocken
- Salz
- 150 g Endiviensalat

■ *Für 8 Personen*
Zeit: 45 Minuten

1 Die Kartoffeln waschen, weich kochen, schälen und in dünne Scheiben schneiden.
2 Den Lauch der Länge nach halbieren, waschen, in feine Ringe schneiden, in einer Schüssel in 250 Milliliter Wasser einweichen.
3 Die Lauchstreifen mit einem Schaumlöffel aus dem Wasser heben und zu den Kartoffeln geben.
4 Das Fenchelkraut hacken und mit Hefeflocken und Salz in das Lauchwasser streuen. Das Öl mit einem Schneebesen einrühren.
5 Den Endiviensalat waschen, abtropfen lassen und in feine Streifen schneiden.
6 Streifen und Sauce über die Kartoffeln geben und vorsichtig mischen. Etwa 15 Minuten ziehen lassen.

Varianten *1 gelbe Paprikaschote waschen und in feine Streifen schneiden, dann untermischen.
*1 bis 2 geriebene Äpfel dazugeben.
***1 Bund Schnittlauch und 1 Gemüsezwiebel mit dazugeben. Anstatt Endiviensalat Löwenzahnblätter verwenden. Da Löwenzahn etwas herb schmeckt, wird er gewaschen und in feine Streifen geschnitten gleich zu den warmen Kartoffelscheiben gegeben. So werden die Bitterstoffe entzogen.

Lauch-Apfel-Salat**

Knackig, saftig im Geschmack und einfach in der Zubereitung. Etwas durchziehen lassen

- 1 Stange Lauch
- 2–3 Äpfel
- 3 EL Olivenöl
- Salz

■ *Für 3–4 Portionen*
Zeit: 30 Minuten

1 Den Lauch waschen, in feine Ringe schneiden und in 250 Milliliter Wasser 10 Minuten ziehen lassen.
2 Die Äpfel schälen, vierteln, das Kerngehäuse entfernen und ½ Apfel reiben. Die restlichen Äpfel in sehr feine Scheiben schneiden.
3 Den geriebenen Apfel mit Olivenöl, Salz und etwas Lauchwasser zu einem sämigen Dressing verarbeiten.
4 Das restliche Lauchwasser abgießen, Lauchringe und Apfelscheiben mischen, die Sauce darüber gießen und gut umrühren.

Zucchinisalat mit Krusties**

Italienischer Flair

- 4 Zucchini
- 8 Radieschen
- ½ Bund Schnittlauch
- 1 Stängel Majoran
- ½ Avocado
- ¼ l Sauerkrautsaft
- 4 EL Sonnenblumenöl
- Salz
- 3–4 Scheiben altes Brot
- 3 EL Sauerrahmbutter

■ *Für 4 Portionen*
Zeit: 40 Minuten

1 Die Zucchini waschen, dritteln, die Stücke erst längs in Scheiben, dann in schmale Streifen schneiden und in eine Schüssel geben.
2 Die Radieschen putzen, waschen und klein geschnitten in einen Mixer geben.
3 Schnittlauch und Majoran waschen, abtropfen lassen, grob zerkleinern und über die Radieschen streuen.
4 Den Kern der Avocado entfernen, das Fruchtfleisch aus der Schale heben, mit Sauerkrautsaft und Öl zu den Zutaten im Mixer geben und alles pürieren.
5 Die Sauce mit Salz würzen, über die Zucchini geben, umrühren und ca. 15 Minuten ziehen lassen.
6 Das Brot würfeln und mit etwas Salz und Butter bei mittlerer Hitze anrösten. Dabei mehrmals wenden, damit die Würfel auf allen Seiten braun werden.
7 Die Brotwürfel über den fertigen Salat streuen und sofort servieren, damit die Krusties knusprig bleiben.

Varianten *1 Esslöffel Sesam mit den Brotwürfeln rösten.

Tsaziki mit Ziegenfrischkäse**

Auf den typischen Knoblauchgeschmack müssen Neurodermitiker leider verzichten

- 1 Gurke
- 100–150 g Ziegenfrischkäse
- 2 EL Olivenöl
- Salz

■ *Für 4 Portionen*
Zeit: 15 Minuten

1 Die Gurke waschen, eventuell schälen und mit einer Reibe fein raspeln. Den Saft nur abgießen, wenn die Gurke äußerst saftig ist.
2 Den Ziegenkäse mit einer Gabel zerdrücken und mit der Gurke verrühren. Öl und Salz hinzugeben und etwas durchziehen lassen.

Varianten **Für ein Sahnetsaziki 1 Esslöffel saure Sahne, 1 Stange Lauch, in dünne Streifen geschnitten und gewässert, mit dazugeben.
***Manche vertragen die Schärfe und die ätherischen Öle des Knoblauchs; dann würde hier eine durchgepresste Knoblauchzehe sehr gut passen.

Kartoffel- und Getreidegerichte

In der Regel werden von Neurodermitikern Kartoffeln und Getreidesorten wie Dinkel, Grünkern, Gerste, Hirse und Roggen gut vertragen. Natürlich muss das jedoch individuell ausprobiert werden.

Gerade wenn man wenig Erfahrung mit Vollwerternährung hat, sind die einzelnen Getreidesorten noch fremd. Hirse z. B. enthält viel Kieselsäure, die für die Haut wichtig ist. Bei einem akuten Schub ist es günstig, Hirse zu verwenden. Bei Getreide als Beilage ist es sinnvoll, es vorher einzuweichen. Wird das Getreide eingeweicht, verkürzt sich die Kochzeit, die Inhaltsstoffe bleiben besser erhalten. Dinkel, Roggen und Weizen müssen über Nacht eingeweicht werden, bei Hafer und Gerste genügt eine Stunde. Kartoffeln sind unproblematisch und werden von Neurodermitikern gut vertragen.

Schupfnudeln*

Die Schupfnudeln mit der Hand zu rollen ist etwas zeitaufwändig; mit etwas Übung werden Sie immer schneller

- 800 g Pellkartoffeln
- 2 EL Mineralwasser
- ½ TL Salz
- 80–100 g Vollkornmehl
- 3 EL Olivenöl
- 1 EL Sauerrahmbutter

■ *Für 4 Portionen*
Zeit: 40 Minuten

1 Die vorgekochten Pellkartoffeln schälen und zerstampfen oder durch eine Kartoffelpresse drücken.

2 Zunächst 1 Esslöffel Mineralwasser in die Kartoffelmasse kneten. Salz und 80 Gramm Mehl darüber streuen, wieder kneten. Der Teig soll fest sein und nicht mehr an den Händen kleben. Klebt er noch, so lange Mehl zugeben, bis er fest genug ist. Bröselt er auseinander, tropfenweise Mineralwasser hinzugeben.

3 Den Teig zu einer ca. 3 Zentimeter dicken Rolle formen, Scheiben von 4 Zentimeter abschneiden und auf einem Brett zu kleinen Rollen formen, die sich an den Enden etwas verjüngen.

4 Wasser in einem großen Topf bis kurz vor den Siedepunkt erhitzen und die Schupfnudeln ca. 5 Minuten darin ziehen lassen, bis sie oben schwimmen.

5 Mit einem Schaumlöffel abschöpfen und anschließend in der Pfanne in Öl und Butter goldgelb braten.

Serviervorschlag Mit einer Blumenkohl-Basilikum-Sauce* und gedünsteter Roter Bete servieren oder zu einem Fleischgericht mit Sauce reichen.

Polenta* (Grundrezept)

So wird sie seit Jahrhunderten in Italien zubereitet

- 1 TL Salz
- 200 g feiner Maisgrieß (Polenta)
- 20 g Butter

Für 4 Portionen
Zeit: 40 Minuten

1 1 Liter Wasser mit Salz zum Kochen bringen.
2 Den Maisgrieß langsam unter ständigem Rühren einstreuen. Die Masse bei schwacher Hitze ca. 25 Minuten ausquellen lassen. Dabei die Polenta öfter umrühren, damit sie nicht zu sehr anbrennt.
3 Ist die Polenta so fest, dass ein Kochlöffel darin stehen bleibt, die Butter unterrühren.

Tipp Polenta ist leicht gekocht, brennt aber immer im Topf unten fest. Wird der Topf anschließend mit Wasser eingeweicht und einige Zeit stehen gelassen, so löst sich die festgekochte Kruste leicht ab.

Varianten Da Maisgrieß einen dezenten Eigengeschmack hat, kann er mit den unterschiedlichsten Zutaten kombiniert werden.
*Gemüsepolenta: 1 rote Paprikaschote fein würfeln, ½ Stange Lauch in dünne Ringe schneiden und mit dem Wasser mitkochen. Die Polenta wie oben beschrieben zubereiten, mit 1 Esslöffel Sojasauce würzen. Auch mit Kohlrabi oder geraspelten Möhren schmeckt Polenta gut.
** Als zusätzliche Würze eignet sich Majoran.
* Polentamuffins: Für ein 12er-Blech 200 Gramm Lauch waschen, in feine Ringe schneiden und mit Wasser und Salz aufkochen. Die Polenta wie beschrieben herstellen, in geölte Muffinförmchen füllen. Bei 200 °C (Gas Stufe 3–4) in 30 Minuten backen. Eventuell mit 1 Esslöffel Sojasauce würzen.
* Spinatmuffins: Statt Lauch 200 Gramm gedünsteten, pürierten Spinat unter die Polenta rühren.
** Käsepolenta: 150 Gramm geriebenen Schnittkäse, wie Gouda oder Ziegengouda, mit der Butter unterrühren und die Polenta weitere 10 Minuten ziehen lassen, so dass der Käse noch nicht völlig geschmolzen ist. Etwas Petersilie hacken, darüber streuen und sofort servieren.

Dazu passt Rotkohlsalat oder Rote-Bete-Salat mit ein paar Gurkenscheiben garniert. Das ergibt eine ansprechende Farbkombination. Ebenso können gekochtes Gemüse oder Blattsalat dazu gereicht werden.

Polentapizza**

Einfach und gelingt immer

- 3 grüne Lauchblätter
- Blätter von 1 Kohlrabi
- 1 kleiner Brokkoli
- 2 Möhren
- 2 EL Sonnenblumenöl
- Salz
- 1 Stange Lauch
- 3 rote oder gelbe Paprikaschoten
- 220 g Maisgrieß
- 6 EL Olivenöl
- 3 Scheiben altes Vollkornbrot

■ *Für 6 Portionen Zubereitungszeit: 50 Minuten, Backzeit: 15 Minuten*

1 Lauchblätter, Kohlrabiblätter und Brokkoliröschen waschen. Die Möhren waschen, schälen und in dicke Scheiben schneiden. Das Gemüse in einem Topf mit 1¼ Liter Wasser aufkochen, Sonnenblumenöl und Salz hinzufügen und 20 Minuten bei schwacher Hitze kochen.

2 Für den Belag den Lauch waschen und in sehr dünne Ringe schneiden.

3 Die Paprikaschoten waschen, vierteln, weiße Zwischenwände und die Kerne entfernen und die Viertel in feine Streifen schneiden. Die Gemüsestreifen mit 150 Milliliter Wasser aufsetzen und zugedeckt 7 Minuten dünsten.

4 Das Suppengemüse aus der Brühe nehmen und in einem Mixer mit 150 Milliliter Brühe pürieren.

5 Die Gemüsebrühe mit Salz würzen, aufkochen und den Maisgrieß unter ständigem Rühren einrieseln lassen. Die Hitze reduzieren und den Maisbrei 25 Minuten ziehen lassen. Dabei mehrmals umrühren.

6 Ein Backblech einölen, die Polenta darauf streichen, das Gemüsepüree darauf verteilen und Paprika und Lauchstreifen darüber streuen.

7 Die alten Brotscheiben grob würfeln, zerbröseln und in einer Pfanne mit ½ Teelöffel Salz und dem Olivenöl anrösten.

8 Die Pizza mit den Bröseln bestreuen und bei 220 °C (Gas Stufe 5) 15 Minuten im Backofen backen.

Varianten *Statt der Brotkrümel kann auch zerkleinertes Knäckebrot verwendet werden.

*Lauchzwiebelpüree schmeckt sehr würzig als Grundsauce.

**Das angedünstete Gemüse kann auch mit etwas Wasser abgelöscht und mit Ziegenkäse vermischt werden.

**Je nach Geschmack können frisch gehackte Küchenkräuter vor dem Servieren darüber gestreut werden.

**Zur Geschmacksintensivierung kann man 1 zerdrückte Knoblauchzehe mit dazugeben.

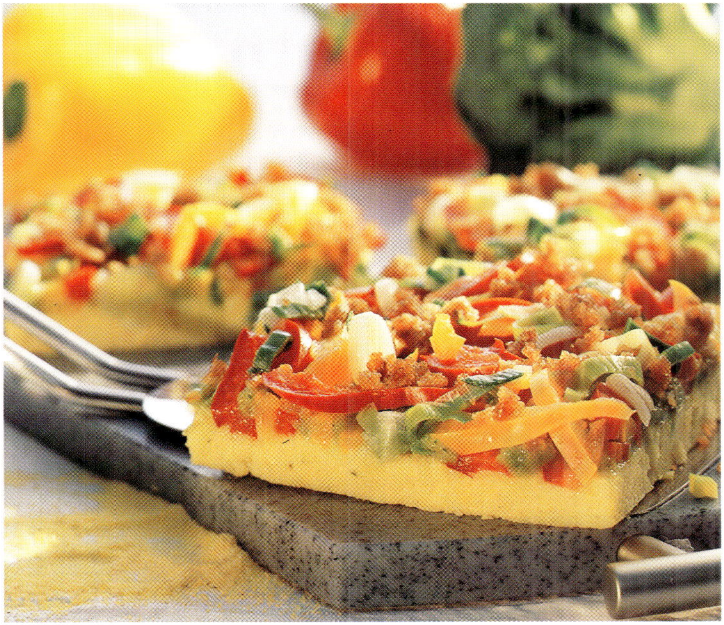

Gemüsepizza mit Lauch, Brokkoli und Paprika auf Polenta, bestreut mit gerösteten Vollkornbrotbröseln - fast wie eine italienische Pizza.

Sesamkartoffeln*

Eine schmackhafte Kartoffelvariante. Wenn es schneller gehen soll, die Kartoffeln in einer geschlossenen Pfanne zubereiten

- 800 g Kartoffeln
- 4–5 EL Olivenöl
- 2–3 EL Sesam
- Salz

■ *Für 4 Portionen*
Zeit: 50 Minuten

1 Die Kartoffeln waschen, schälen, in Spalten schneiden und auf einem Backblech verteilen.

2 Die Kartoffeln mit Öl beträufeln, Sesam darüber streuen und bei 200 °C (Gas Stufe 3–4) ca. 35 Minuten im Backofen garen. Vor dem Servieren salzen.

Varianten **Je nach Verträglichkeit und Wunsch mit frischem Oregano würzen.
**Die Kartoffeln mit 1 bis 2 Esslöffeln Sauerrahm anrichten.
**Die italienische Variante ist, fein aufgeschnittenen Knoblauch am Ende der Garzeit mit dazuzugeben.

Tipp Damit können Sie das Verlangen vieler Kinder (und Erwachsener) nach Pommes frites oder Kartoffelchips stillen.

Spätzle schmecken gut, sind aber zeitaufwändig. Ohne Ei gelingen sie, wenn in den Teig etwas Hefe gerührt wird

- 500 g Dinkelmehl
- 20 g Hefe
- 3 TL Salz
- 4 EL Sonnenblumenöl

■ *Für 4 Portionen*
Zeit: 50 Minuten

Selbst wenn Sie oder Ihr Kind Eier vertragen, sollte man gerade dieses Lebensmittel nicht zu häufig auf dem Speiseplan haben. Will man darauf nicht verzichten, ist darauf zu achten, dass die verwendeten Eier mit einem Gütesiegel versehen sind.

Spätzle*

1 Das fein gemahlene Dinkelmehl in eine Backschüssel geben und eine Mulde in der Mitte bilden. ½ Liter Wasser in die Mulde gießen, die Hefe hineinbröckeln und mit dem Knethaken des Handrührgeräts zu einem glatten Teig verrühren. 30 Minuten gehen lassen.

2 1 Teelöffel Salz und 1 Esslöffel Öl zugeben, den Teig nochmals kräftig durchschlagen und weitere 15 Minuten quellen lassen.

3 3 Liter Wasser mit Salz und Öl aufkochen. Einen Teil des Teiges in eine Spätzlepresse füllen und in das leicht siedende Wasser drücken, brodelnd kochendes Wasser lässt die Spätzle zerfallen. Die Spätzle vorsichtig umrühren, damit sie nicht zusammenkleben.

4 Nach 1 Minute Kochzeit, wenn die Spätzle oben schwimmen, mit einem Schaumlöffel herausnehmen, in einem Sieb mit lauwarmen Wasser abspülen und im Backofen bei 100 °C warm halten, bis der gesamte Teig zu Spätzle verarbeitet ist.

Varianten *Einige Sauerrahmbutterflöckchen über die fertigen Spätzle verteilen.
**Wer Eier verträgt, kann 1 bis 2 Eier in den Teig rühren, dafür aber 100 Milliliter Wasser weniger verwenden. Die Verwendung von Eiern – trotz Verträglichkeit – sollte jedoch nicht zu häufig vorkommen.

Bratlinge* und salzige Küchlein*

Grünkernküchlein und Kartoffelpuffer kennen die meisten, doch die wenigsten wagen sich an die eigene Herstellung. Dabei lassen sich auf einfache Weise viele Variationen mit Gemüse als Küchlein ausbacken. Gerade für Kinder ist das in den Bratlingen »versteckte« Gemüse eine willkommene Abwechslung.

Traditionelle Kartoffelpuffer*

Die Stärke der Kartoffeln lässt diese zusammenhalten – auch ohne Ei

- 1 kg Kartoffeln
- 3 EL Sauerrahmbutter
- 3 EL Olivenöl
- Salz
- 6 Äpfel
- 2–3 EL Birnensirup

Für 4 Portionen
Zeit: 40 Minuten

1 Ein großes, sauberes Küchentuch über eine Schüssel legen. Die Kartoffeln waschen, schälen und mit dem Reibeaufsatz der Küchenmaschine auf das Küchentuch raspeln. Die Enden des Küchentuches mit einer Hand hoch nehmen und über dem Spülbecken so viel Flüssigkeit wie möglich aus den Kartoffeln pressen.

2 Butter und Öl in einer Pfanne erhitzen. Mit feuchten Händen dünne Puffer aus den Kartoffelraspeln formen und bei mittlerer Hitze etwa 10 Minuten braten, bis die Unterseite goldbraun ist. Dann wenden und etwa 5 Minuten auf der anderen Seite braten.

3 Während die Puffer gebraten werden, die Äpfel schälen und in grobe Stücke schneiden. Im Mixer fein pürieren oder die Äpfel mit der Hand reiben und mit dem Birnensirup vermischen.

Beilagenvarianten *Wer es süßer bevorzugt, reicht gekochtes Apfelmus, mit etwas zerdrückter Banane verfeinert, dazu. Statt Apfelmus kann es natürlich auch ein Kompott einer anderen Obstsorte sein.
*Auch zu salzigen Beilagen passen diese Puffer, so z. B. zu Ackersalat mit Avocadodressing.
**Für eine Abwechslung sorgt etwas Sauerrahm mit Ahornsirup oder Honig verfeinert.
**Ungewöhnlich: Ein Rote-Bete-Kompott als Beilage.

Varianten für den Teig *Gurkenkartoffelpuffer: 1 Gurke schälen, reiben und mit der Hand auspressen. Den Saft anderweitig verwenden. Entsprechend dem Gurkengewicht weniger Kartoffeln verwenden.
**Würzige und pikante Kartoffelpuffer: Einige fein gehackte Zwiebeln in die Grundmischung geben.
**Mischen Sie frisch gehackte Kräuter wie Oregano, Thymian oder Majoran unter die Kartoffelmasse.

Roggenpuffer*

Einfach gut, ob süß oder salzig

- 200 g Roggen
- Salz
- 2–3 EL Kartoffel- oder Maismehl
- 2 EL Sauerrahmbutter

■ *Für 4 Portionen*
Zeit: 40 Minuten

1 Den Roggen grob schroten und in einer Pfanne kurz anrösten. Mit ½ Liter Wasser ablöschen, erst 5 Minuten kochen, dann 15 Minuten quellen lassen. Mit Salz würzen. Ist die Masse zu krümelig, mit Mais- oder Kartoffelmehl binden.

2 Mit feuchten Händen oder Löffeln flache kleine Puffer formen und in wenig Butter goldbraun backen.

Varianten *Roggenmuffins: Die Roggenmasse lässt sich gut in Muffinförmchen ausbacken. Förmchen zu ⅔ der Höhe füllen, einen Butterklecks darauf setzen und bei 190 °C (Gas Stufe 3) 30 Minuten backen.
**Roggen-Käse-Muffins: 100 Gramm geriebenen Käse in den Teig geben – das macht ihn würziger.
**Roggenschrot mit 3 Esslöffeln Basilikum oder gehackter Petersilie verfeinern.

Gemüsepflanzerl**

Aus Grünkern mit Brokkoli und Lauchstreifen lassen sich schnell Küchlein zaubern, die sich auch für ein Picknick eignen

- 150 g Brokkoliröschen
- 150 g Lauch
- 150 g Grünkern
- ½ TL Salz
- 2 EL Sesam
- 4 EL Sauerrahmbutter

■ *Für 4–6 Portionen*
Zeit: 50 Minuten

1 Die Brokkoliröschen und den in Ringe geschnittenen Lauch in 350 Milliliter Wasser weich dünsten.

2 Den Grünkern grob schroten und mit ½ Teelöffel Salz zu Lauch und Brokkoli geben. Kurz aufkochen, vom Herd nehmen und ohne Deckel 10 Minuten quellen lassen.

3 Das Gemüse mit einer Gabel zerkleinern und mit Salz abschmecken.

4 Den Sesam auf einem Teller verteilen. Pflanzerl aus der Gemüsemasse formen und im Sesam wenden.

5 Die Butter erhitzen, Pflanzerl auf jeder Seite 5 bis 7 Minuten braten.

Varianten *Nehmen Sie Möhren statt Lauch, dann schmecken die Küchlein etwas milder.
**Käseburger: 150 Gramm geriebener Käse gibt den Pflanzerln zusätzliche Würze.

Reistaler mit Ziegenkäse**

Mit Gurken- oder Rote-Bete-Apfel-Salat serviert ist dies ein einfaches und schnelles Mittagessen

- ½ Scheibe Ziegenrolle
- 100 g gekochter Reis vom Vortag
- 8 EL Mehl
- Salz
- 2 EL Sauerrahmbutter

■ *Für 2 Portionen*
Zeit: 20 Minuten

1 Die Schimmelrinde von der Ziegenrolle abschneiden und den Käse mit einer Gabel zerdrücken.

2 Reis und Mehl mit dem Käse vermischen. Mit Salz würzen.

3 Die Butter bei mittlerer Hitze erwärmen, mit einem großen Löffel Häufchen der Reis-Ziegenkäse-Masse hineinsetzen, flach drücken und ausbraten. Die Reistaler nach 5 Minuten wenden.

Varianten **Statt Reis können Sie auch gekochten Weizen, Hirse, Quinoa oder Roggen verwenden. Hafer ist nicht geeignet, da er den Talern einen süßlichen Geschmack verleiht.

Linsen-Roggen-Kroketten**

Gelingen leichter als gedacht

- 1 Tasse Roggen
- Salz
- 1 Tasse rote Linsen
- 1 Stange Lauch
- 2 EL Kartoffelmehl
- 1 TL Sauerrahmbutter
- 1 EL Öl zum Einfetten

■ *Für 4 Portionen*
Zubereitungszeit: 50 Minuten, Backzeit 30 Minuten

1 Den Roggen über Nacht mit der doppelten Menge Wasser einweichen. Am nächsten Tag 15 Minuten bei mittlerer Hitze kochen. ½ Teelöffel Salz, die roten Linsen und 200 Milliliter Wasser dazugeben und 20 Minuten garen lassen.

2 Den Lauch waschen, putzen, in feine Ringe schneiden und mit wenig Wasser weich dünsten.

3 Das Kartoffelmehl mit 2 Esslöffeln Wasser anrühren und den Lauch damit andicken, sobald er weich ist.

4 Lauch- und Roggenmasse mischen, die Butter einrühren und das Gemisch abkühlen lassen.

5 Mit feuchten, aber nicht nassen Händen Kroketten daraus formen.

6 Die Kroketten auf ein geöltes Backblech legen und bei 190 °C (Gas Stufe 3) 30 Minuten im Backofen backen. Nach 15 Minuten wenden.

Varianten *Linsen-Roggen-Muffins: Der weiche Teig kann auch in Muffinförmchen oder in einer Kranzkuchenform gebacken werden. Dann sollte der Teig mit Butterflöckchen belegt werden, damit er nicht austrocknet.

Einfaches aus Gemüse

Nicht immer ist es möglich, ein aufwändiges Essen zuzubereiten. Oft fehlt einfach die Zeit, oder die Vorräte sind soeben zur Neige gegangen. Das muss jedoch nicht bedeuten, dass das Vergnügen und der Genuss am Essen darunter leiden müssen. Einfach und schnell zubereitet ist nicht gleichbedeutend mit langweilig und geschmacklos. Gerade mit Gemüse gibt es viele Gerichte, die ohne allzu großen Aufwand zubereitet werden können und sich geschmacklich nicht zu verstecken brauchen. Zudem vertragen Neurodermitiker die meisten Gemüsesorten.

Gemüseschnitzel**

So servieren Sie statt falschem Hasen falsches Wiener Schnitzel

- 2 Kohlrabi ohne Blätter
- 8 EL fein gemahlener Dinkel
- 1 TL Salz
- 2 EL Sonnenblumenöl

Für 4 Portionen
Zeit: 25 Minuten

1 Den Kohlrabi waschen, schälen und in fingerdicke Scheiben schneiden.

2 Den Dinkel direkt in einen tiefen Teller fein mahlen und mit dem Salz mischen. Die Gemüsescheiben in der Mehlmischung wenden.

3 Das Öl in einer Pfanne erhitzen und die Kohlrabischeiben bei mittlerer Hitze auf beiden Seiten goldgelb braten.

Varianten *Für Gemüseschnitzel eignen sich Sorten wie Kürbis, weiße Rüben, Zucchini und Sellerie – die Scheiben sollten feucht sein, damit die Panade kleben bleibt.
*Mischen Sie zerstoßenen Sesam in die Panade.
*Ob Knäckebrotbrösel, Brotkrümel oder Vollkornmehl – alles eignet sich für eine Panade.
**Dieses Gemüseschnitzel kann mit einem Klecks Gemüsebutter (Rezept, siehe Seite 39) geschmacklich abgerundet werden.

Serviervorschlag Dazu passt Rote-Bete-Sauce und Pellkartoffeln, Feldsalat, Hirse und Lauchsauce oder Hirse mit Lauchstreifen.

Grüne Bohnen*

Einfach in der Zubereitung

- 1 kg Bohnen
- 80 g Sauerrahmbutter
- Salz
- 2 Zweige frisches Bohnenkraut
- 1 EL Vollkornmehl

■ *Für 4 Portionen*
Zeit: 45 Minuten

1 Bohnen waschen, eventuell von den Fäden befreien und die Enden abschneiden.

2 In einem großen Topf die Hälfte der Butter zerlassen, die Bohnen dazugeben und zugedeckt bei mittlerer Hitze etwa 10 Minuten dünsten. Dabei von Zeit zu Zeit umrühren.

3 Das Gemüse salzen und mit ½ Liter Wasser aufgießen. Das Bohnenkraut zu den Bohnen geben und noch etwa 10 Minuten garen. Die Bohnen in einem Sieb abgießen und das Kochwasser dabei auffangen.

4 Die restliche Butter in einer Pfanne erhitzen. Das Mehl darin unter Rühren anschwitzen, mit dem Kochwasser ablöschen und aufkochen lassen.

5 Die Sauce mit Salz abschmecken, über die Bohnen gießen und servieren.

Rote-Bete-Möhren-Gemüse*

Durch die Möhren wird der herbe, erdige Geschmack der Roten Bete abgemildert

- 500 g Rote Bete
- 500 g Möhren
- 1 EL Sauerrahmbutter, Margarine oder Sonnenblumenöl
- Salz

■ *Für 4 Portionen*
Zeit: 35 Minuten

1 Die Rote Bete waschen, schälen, erst in Scheiben, dann in dünne Streifen schneiden.

2 Die Möhren ebenfalls waschen, schälen und in feine Streifen schneiden.

3 Das Gemüse in einen Topf geben und mit 100 Milliliter Wasser aufkochen. Bei schwacher Hitze mit geschlossenem Deckel 10 Minuten dünsten.

4 Die Butter hinzugeben und das Gemüse weich garen.

5 Mit Salz abschmecken und servieren.

Tipp Werden Möhren nicht vertragen, verwenden Sie anderes Gemüse wie Pastinaken, Schwarzwurzeln, Kohlrabi oder Lauch. Das Gemüse ist besonders für kleinere Kinder gut verträglich; das Würzen mit Salz ist nur bei älteren Kindern empfehlenswert.

Serviervorschlag Das Gemüse passt püriert zu Nudeln, unpüriert zu Kartoffeln oder gekochtem Getreide und kann auch kalt als Salat serviert werden.

Kohlrabizweierlei*

Pürierter Kohlrabi verliert seinen oft scharfen Geschmack

- 1 Kohlrabi mit Blättern (ca. 150 g)
- 1 mittelgroße Kartoffel
- 1 TL Butter oder Margarine
- Salz

■ *Für 1 Portion*
Zeit: 25 Minuten

1 Die Kohlrabiblätter entfernen, waschen und fein hacken.
2 Kartoffel und Kohlrabiknolle schälen, klein würfeln und zusammen mit den Kohlrabiblättern und 100 Milliliter Wasser aufkochen.
3 Sobald das Gemüse weich ist, in einen Mixer geben, Butter hinzufügen und zu einem sämigen Mus pürieren. Mit Salz abschmecken.

Varianten *Fenchelzweierlei: Anstelle des Kohlrabis Fenchel verwenden. Auch beim Fenchel kann das Grüne mitgegessen werden. Dieses wird aber nicht mitgekocht, sondern gewaschen und gehackt über das Püree gestreut. So bleiben die wertvollen Inhaltsstoffe erhalten.

Info Viele Kinder essen Kohlrabipüree, obwohl sie gekochten Kohlrabi nicht mögen.

Bunte Hirsekugeln*

Abwechslung in Form und Zutaten

- 200 g Hirse
- 300 g tiefgefrorene Erbsen
- 300 g tiefgefrorener Mais
- 2 EL Olivenöl
- 1 EL Sauerrahmbutter
- ½ TL Salz
- etwas Fenchelkraut

■ *Für 4 Portionen*
Zeit: 35 Minuten

1 Die Hirse mit ½ l Wasser zum Kochen bringen und 1 Minute sprudelnd kochen lassen. Bei schwacher Hitze mit Deckel weiter garen.
2 Nach 10 Minuten Erbsen, Mais und Öl hinzufügen.
3 Nach weiteren 15 Minuten die Hitzezufuhr der Kochstelle ausschalten und das Gemüse ziehen lassen, bis es die Konsistenz von klebrigem Reis hat. Die Butter in der Masse verrühren und den Brei mit Salz würzen.
4 Mit einem Eiskugelformer aus der Hirsemasse Kugeln ausstechen. Das Fenchelkraut hacken und über die Hirsekugeln streuen.

Varianten **Gehackten Dill über die Hirsekugeln streuen.

Serviervorschlag Passt als Beilage zu Gemüseschnitzel oder Salat.

Kartoffelscheiben in Pink*

1 Die Kartoffeln waschen, und bei schwacher Hitze in ca. 20 Minuten weich garen.

2 Vom Blumenkohl die äußeren Blätter sowie den Strunk entfernen. Den Kohl waschen, in kleine Röschen teilen und mit 250 Milliliter Wasser sowie ¼ Teelöffel Salz kurz aufkochen. Bei schwacher Hitze in 7 bis 10 Minuten bissfest dünsten. Ist er zu weich, kommt der Kohlgeschmack zu stark durch.

3 Die Rote Bete waschen, schälen und fein reiben.

4 1 gekochte, geschälte Kartoffel mit einigen Blumenkohlröschen, dem Blumenkohlwasser, Öl und Salz pürieren. Mit der geriebenen Roten Bete vermischen.

5 Die Kartoffeln schälen, in Scheiben schneiden und ringförmig auf Tellern verteilen. In die Mitte 2 Schöpfer Sauce geben und mit dem restlichen Blumenkohl garnieren.

Klassisches Gemüse, optisch ansprechend serviert

- 800 g Kartoffeln
- 100 g Rote Bete
- 200 g Blumenkohl
- Salz
- 2 EL Olivenöl

Für 4 Portionen
Zeit: 40 Minuten

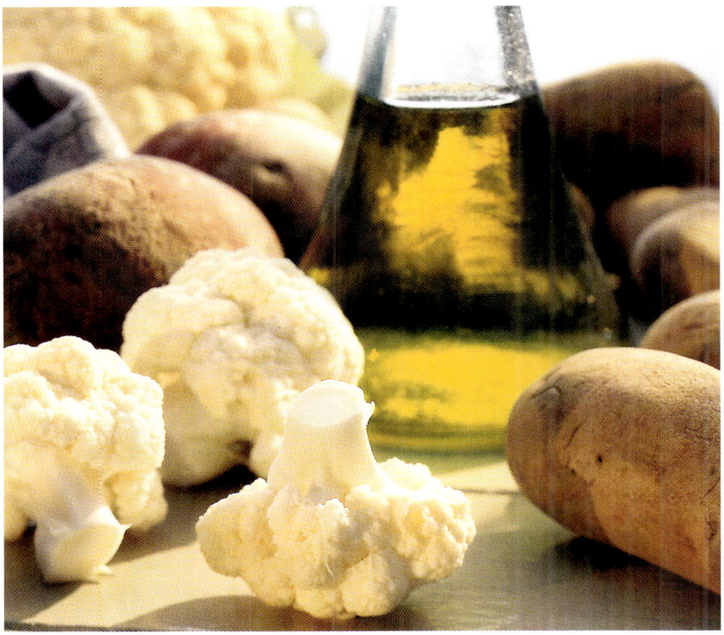

Die Zutaten für »Kartoffelscheiben in Pink«. Die Rote Bete, das Blumenkohlwasser und das Öl ergeben eine ebenso schlichte wie schmackhafte Sauce.

Spargel mit Kartoffelcreme**

Eine echte Konkurrenz zur Béchamelsauce

- 800–1000 g Kartoffeln
- 1200 g Spargel
- 80 g Sauerrahmbutter
- Salz

■ *Für 4 Portionen*
Zeit: 50–60 Minuten

1 Die Kartoffeln waschen, und bei schwacher Hitze in ca. 20 Minuten weich garen.
2 Spargel schälen und holzige Enden abschneiden. Enden und Schalen in 500 Milliliter Wasser ca. 20 Minuten kochen.
3 Die Spargelstangen in einen weiteren Topf legen, knapp mit Wasser bedecken und aufkochen. Bei schwacher Hitze 20 Minuten zugedeckt ziehen lassen.
4 Die weichen Kartoffeln schälen und im Ofen warm halten; den Spargel aus dem Topf nehmen und ebenfalls warm stellen.
5 Die Spargelreste in ein Sieb abgießen und die Brühe auffangen. Die Flüssigkeit eventuell mit Spargelkochwasser auf 400 Milliliter auffüllen.
6 Die Hälfte der Kartoffeln und die Butter im Mixer mit der Brühe pürieren. Mit Salz abschmecken.
7 Restliche Kartoffeln und Spargel anrichten und mit der Sauce übergießen.

Varianten **Gehackte Petersilie darüber streuen.
*** Mit geriebener Muskatnuss würzen.

Rote Stifte in Butter-Sesam-Sauce**

Dezenter Rote-Bete-Geschmack; dazu passt Quinoa, Hirse oder Reis

- 2 mittelgroße Rote Bete
- 4 Möhren
- 1 mittelgroße Fenchelknolle
- 5 EL Olivenöl
- ⅛ l Sojamilch
- 1 TL Sesammus
- Salz

■ *Für 2–3 Portionen*
Zeit: 35–40 Minuten

1 Rote Bete und Möhren waschen, schälen und stifteln.
2 Die Fenchelknolle in sehr dünne Scheiben schneiden.
3 Das Gemüse in Olivenöl bei mittlerer Hitze unter häufigem Wenden anbraten und mit ⅛ Liter Wasser und der Sojamilch ablöschen.
4 Das Sesammus unterrühren und mit Salz würzen.
5 Das Gericht zugedeckt bei schwacher Hitze in 15 Minuten bissfest dünsten.

Varianten * Nehmen Sie Mandelmus statt Sesam, dann wird der Geschmack milder.
* Verzichtet man auf Sojamilch, sollte man die Wassermenge auf ¼ Liter erhöhen und 1 Esslöffel Butter zufügen.

Blumenkohl mit Lauchsauce**

Pikante Köstlichkeit

- 800 g Kartoffeln
- 1 mittelgroßer Blumenkohl
- 3 Zwiebeln
- 2 EL Olivenöl
- 1 Stange Lauch
- ½ TL Salz

■ *Für 4 Portionen*
Zeit: 40–50 Minuten

1 Die Kartoffeln waschen, mit reichlich Wasser aufkochen und mit Deckel bei schwacher Hitze in 15 bis 20 Minuten weich garen.
2 Inzwischen den Blumenkohl von Blättern und Strunk befreien, in Röschen zerteilen und mit 400 Milliliter Wasser in ca. 10 Minuten bissfest garen.
3 Die Zwiebeln abziehen, fein würfeln und im Olivenöl andünsten.
4 Den Lauch waschen, in dünne Ringe schneiden, zu den Zwiebeln geben und dünsten, bis die Zwiebelwürfel glasig sind.
5 Das Blumenkohlwasser in einen Mixer abgießen, Lauchringe und Zwiebelwürfel zufügen und pürieren. Mit Salz abschmecken. Die Sauce in ein vorgewärmtes Schälchen gießen und warm halten.
6 Die Kartoffeln schälen, mit Butterflöckchen belegen. Kartoffeln, Blumenkohl und Sauce getrennt servieren.

Tipp Blumenkohl schmeckt nicht nur mit in Butter gerösteten Semmelbröseln. Eine Sauce aus Lauch und Zwiebeln macht aus ihm etwas Besonderes.

Champignon-Lauch-Pfanne**

Dazu passt Hirse, Reis oder Nudeln

- 1 Stange Lauch
- 1 EL Sauerrahmbutter
- 1 EL Olivenöl
- 1 Kohlrabi
- 20 Champignons
- Salz

■ *Für 4 Portionen*
Zeit: 20 Minuten

1 Den Lauch halbieren, waschen, in Ringe schneiden und in Butter und Öl anbraten.
2 Den Kohlrabi waschen, schälen und grob raspeln. Sobald der Lauch weich ist, den Kohlrabi dazugeben und kurz mitanbraten; mit ¼ Liter Wasser ablöschen.
3 Die Champignons putzen, in feine Scheiben schneiden und in die Pfanne geben. 2 Minuten kochen lassen und mit Salz abschmecken.

Serviervorschlag **Mit gehackter Petersilie oder Kräutern wie Majoran und Thymian würzen. Sie können auch getrocknete oder tiefgefrorene Kräuter verwenden.

Saucen für Nudeln und Pizzen

Spaghetti gibt es nicht nur à la Bolognese, mit Tomaten oder Schinken und Sahne. Die folgenden Saucen machen aus »normalen« Nudeln exquisite Abwechslungen. Alle Saucen können auch als Grundsauce für Pizza verwendet werden.

Ketchup ohne Tomaten**

Für Kinder gilt: Hauptsache rot mit langen, weißen Nudeln

- 5 Möhren
- 1 rote Paprikaschote
- 1 kleine Rote Bete
- Salz

■ *Für 4 Portionen*
Zeit: 35 Minuten

1 Die Möhren schälen und in Scheiben schneiden.
2 Die Paprika waschen, vierteln, weiße Zwischenwände und Kerne entfernen und die Viertel grob würfeln.
3 Die Rote Bete waschen, schälen und ebenfalls würfeln.
4 Alle Zutaten mit ⅛ Liter Wasser und Salz bei mittlerer Hitze 10 bis 15 Minuten kochen.
5 Das Gemüse mit einem Pürierstab oder im Mixer pürieren und mit Salz abschmecken.

Varianten * Wer Rote Bete oder Paprika nicht mag, ersetzt sie durch einige zusätzliche Möhren und ½ Kohlrabi.
* Paprika-Lauch-Möhren-Mix ist ebenfalls eine gute Kombination für diese Sauce.
** Mit Basilikum, Oregano und Majoran würzen.
** 2 Zwiebeln statt der Roten Bete mitkochen.

Mais-Möhren-Rote-Bete-Sauce**

Der Mais muss gut püriert werden, da er sich schwer zerkleinern lässt

- 200 g Möhren
- 50 g Rote Bete
- 150 g Mais
- Salz
- Hefeflocken
- 2 EL Öl oder 1 EL Sauerrahmbutter

■ *Für 4 Portionen*
Zeit: 35 Minuten

1 Die Möhren waschen, schälen und in mitteldicke Scheiben schneiden. Die Rote Bete schälen und klein würfeln. Das Gemüse mit 200 Milliliter Wasser aufkochen lassen.
2 Die Maiskörner hinzugeben und alles bei schwacher Hitze zugedeckt ziehen lassen, bis die Möhren (die sind das »härteste« Gemüse) weich sind.
3 Das Gemüse in einen Mixer geben und fein pürieren. Mit Salz, Hefeflocken und dem gewählten Fett würzen und nochmals pürieren.

Mais-Lauch-Zwiebel-Sauce**

Kontrast zu Möhren-, Spinat- und braunen Vollkornnudeln

- 2 mittelgroße Lauchstangen
- 4 Zwiebeln
- 200 g Mais
- 1 TL Öl
- Salz

Für 4 Portionen
Zeit: 25 Minuten

1 Lauch waschen und in Ringe schneiden, nur das Weiße weiter verwenden.

2 Die Zwiebeln abziehen und ebenfalls in Ringe schneiden.

3 Mais, Zwiebeln und Lauch mit ¼ Liter Wasser aufkochen und bei schwacher Hitze zugedeckt weich dünsten.

4 Das Gemüse pürieren, das Öl zugeben und mit Salz abschmecken.

Tipp Das Lauchgrün kann als Salat zu den Nudeln gereicht werden.

Varianten ** Das Gemüse in Fett anbraten, mit etwas Wasser ablöschen und dann pürieren.
** Mit Oregano oder anderen Küchenkräutern würzen.

Würzige Brokkolisauce**

Sollte Ihnen der Brokkoli einmal verkocht sein – diese Nudelsauce bietet Verwendungsmöglichkeit

- 4 Frühlingszwiebeln
- 2 EL Sonnenblumenöl
- 200 g Brokkoli
- ¼ TL Hefeextrakt
- ½ TL Salz

Für 4 Portionen
Zeit: 25 Minuten

1 Das Grün der Frühlingszwiebeln abschneiden und zur Seite legen. Die Zwiebelknollen waschen und die äußerste Haut entfernen. Die Zwiebeln in Ringe schneiden und im Sonnenblumenöl leicht anbraten.

2 Den Brokkoli waschen und die Röschen vom Strunk schneiden. Den Strunk schälen, klein schneiden und zusammen mit den Röschen zu den Zwiebelringen geben.

3 Mit 200 Milliliter Wasser aufgießen, Hefeextrakt dazugeben und umrühren. Im geschlossenen Topf 10 Minuten dünsten.

4 Das Grün der Frühlingszwiebeln in breite Röllchen schneiden und 2 Minuten mitdünsten.

5 Das Gemüse mit dem Kochwasser pürieren und mit dem Salz würzen.

Varianten ** Wird Käse darüber gerieben, kann die Sauce auch weniger salzig sein.
** 1 Prise Muskatnuss würzt Brokkoligerichte besonders gut.

Spaghetti mit Petersiliensauce**

Es muss nicht immer das gesamte Gemüsesortiment vertreten sein, manchmal genügt eine eindeutige Geschmacksrichtung

- 2 mittelgroße Lauchstangen
- 4 Petersilienwurzeln
- 2 EL Öl
- 400–500 g Spaghetti
- Salz
- 1 Bund Petersilie

■ *Für 4 Portionen*
Zeit: 35 Minuten

1 Den Lauch waschen und in Ringe schneiden. Die Petersilienwurzeln waschen, schälen und würfeln.
2 Das Gemüse mit ¼ Liter Wasser und 1 Teelöffel Öl bei mittlerer Hitze aufkochen lassen und zugedeckt bei schwacher Hitze weich dünsten.
3 Die Spaghetti in ausreichend Wasser mit Salz und wenig Öl in 10 Minuten bissfest kochen.
4 Die Petersilie waschen, trockentupfen und fein hacken. 1 Teelöffel beiseite stellen, den Rest mit Lauch, Petersilienwurzel und etwas Kochwasser in einem Mixer pürieren, salzen und in eine angewärmte Schüssel füllen.
5 Die gegarten Nudeln über einem Sieb abgießen, auf Tellern anrichten, die Sauce darüber geben und mit Petersilie bestreuen.

Bandnudeln in Basilikumsauce**

Für Kleine und Große immer wieder gut

- 1 mittelgroßer Blumenkohl
- 500 g grüne Bandnudeln
- 1 TL Salz
- 6 EL Olivenöl
- 1 Bund Basilikum

■ *Für 4 Portionen*
Zeit: 25 Minuten

1 Den Blumenkohl von Blättern und Strunk befreien, in Röschen zerteilen und mit 400 Milliliter Wasser in ca. 10 Minuten bissfest garen.
2 Gleichzeitig die Nudeln in ausreichend Wasser mit ½ Teelöffel Salz und 1 Esslöffel Öl »al dente« kochen.
3 Den Blumenkohl mit dem Kochwasser und dem restlichen Salz und Öl in mehreren Portionen im Mixer pürieren.
4 Basilikumblätter abzupfen, waschen, klein hacken und in die Sauce rühren. Die Nudeln in ein Sieb abgießen und getrennt servieren.

Varianten **Das italienische Flair erhalten Sie mit darüber geriebenem Parmesan oder Ziegenkäse.
**Eine weitere Beilagenmöglichkeit für diese sämige Sauce sind gekochte Kartoffeln.

Tipp Wer Basilikum mag, wird sicher ein Fan dieser Sauce sein, die etwas an das italienische Pesto erinnert.

Aufläufe und Pfannkuchen

Gerichte aus dem Backofen erfreuen sich allgemein großer Beliebtheit, auch bei Kindern. Glücklicherweise gibt es dazu eine Vielzahl an Rezepten, so dass der Nachschub an neuen Ideen nie abreißen muss. Für nahezu alle Zutaten gibt es eine Möglichkeit, sie schmackhaft im Backofen zuzubereiten. Und Pfannkuchen werden selten verschmäht.

Wirsingauflauf*

1 Die Wirsingblätter vom Strunk lösen, waschen und die harten Blattrippen herausschneiden. 600 Milliliter Wasser mit etwas Salz erhitzen, und die Wirsingblätter in 10 bis 15 Minuten darin fast weich kochen. Mit einer Schaumkelle herausnehmen und in einem Sieb abtropfen lassen.

2 Den Maisgrieß unter ständigem Rühren in die Wirsingbrühe einrieseln lassen und 20 Minuten bei mittlerer Hitze kochen. Anschließend noch 5 Minuten ziehen lassen.

3 Eine runde Auflaufform mit Butter oder Öl einfetten und den Boden mit Wirsingblättern auslegen. Dabei sollen sich die Blätter gegenseitig überlappen, damit der Maisgrieß nicht durchläuft und an dem Boden der Form anbäckt. Die Blätter mit einem Teil der Polenta bestreichen. Auf diese Weise mehrere Wirsing-Polenta-Schichten bilden. Mit Wirsingblättern abschließen.

4 Den Auflauf auf der mittleren Schiene des Backofens bei 175 °C (Gas Stufe 2–3) 30 Minuten backen.

Varianten *Nach Belieben Maisgrieß mit 5 bis 6 zerstoßenen Fenchelsamen würzen.
*Paprika-Wirsing-Auflauf: Gedünstete Paprikastreifen dazwischenlegen.
*Auf den Wirsingblättern können Thymian und Basilikum verteilt werden.

Dieser Auflauf könnte auch Wirsinglasagne heißen

- 200 g Wirsingblätter
- Salz
- 100 g Maisgrieß (Polenta)
- 1 EL Sauerrahmbutter oder Öl

■ *Für 4 Portionen*
Zubereitungszeit: 50 Minuten, Backzeit: 30 Minuten

Gerstenschrotpfannkuchen*

Eine salzige Variante der ansonsten süßen Pfannkuchen

- 200 g Gerste
- 8 EL Sonnenblumenöl
- Salz
- ½ l kohlensäurehaltiges Mineralwasser
- 2 Stangen Lauch
- 4 Schwarzwurzeln
- 1 Apfel
- 2 EL Speisestärke (Mais- oder Kartoffelmehl)

■ *Für 3 Portionen*
Zeit: 1 Stunde

1 Die Gerste fein schroten, 4 Esslöffel Sonnenblumenöl, Salz und Mineralwasser unterrühren. Zugedeckt 30 bis 40 Minuten quellen lassen.
2 Den Lauch der Länge nach halbieren, waschen und in etwa 2 Zentimeter große Stücke schneiden. Die Schwarzwurzeln schälen, waschen und in dünne Scheiben schneiden. Den Apfel schälen, das Kerngehäuse entfernen und das Fruchtfleisch in grobe Stücke schneiden.
3 Schwarzwurzeln, Lauch- und Apfelstücke mit 2 Esslöffeln Öl und ⅛ Liter Wasser in einem Topf erhitzen und darin in 10 bis 15 Minuten zugedeckt weich dünsten.
4 Die Speisestärke mit wenig Wasser anrühren, das Gemüse damit binden und mit Salz abschmecken.
5 Den Gerstenteig nochmals kräftig durchrühren. Öl in einer Pfanne erhitzen und aus dem Teig 6 dünne Pfannkuchen ausbacken. Die fertigen Pfannkuchen warm halten.
6 Jeden Pfannkuchen zur Hälfte mit der Gemüsemischung bestreichen und die andere Hälfte darüber klappen.

Varianten **Rösches Gemüse wird in 2 Esslöffeln Öl angebraten, dann mit ⅛ Liter Apfelsaft übergossen und mit frisch gehacktem Basilikum gewürzt.**

Quicheteig* (Grundrezept)

Ein Quicheteig besteht nur aus Getreide, Fett und Salz. Sie können ihn variieren, indem Sie verschiedene Getreidesorten wie Dinkel, Weizen, Gerste, bis zu ¼ Roggen oder Hirse mit einarbeiten

- 200 g Getreide
- 100 g kalte Sauerrahmbutter
- Salz

■ *Für 1 Auflaufform von 28 cm Durchmesser*
Zeit: 15 Minuten,
Vorbackzeit: 15 Minuten

1 Das Getreide sehr fein schroten, die kalte Butter in Flocken darauf setzen, salzen, 75 Milliliter Wasser hinzugeben und alles rasch zu einem glatten Teig verkneten.
2 Den Teig in die Mitte einer gefetteten Auflaufform von 28 Zentimeter Durchmesser legen, durch Drücken mit dem Handballen gleichmäßig verteilen und einen Rand hoch ziehen.
3 Im Backofen bei 200 °C (Gas Stufe 3–4) 15 Minuten vorbacken.

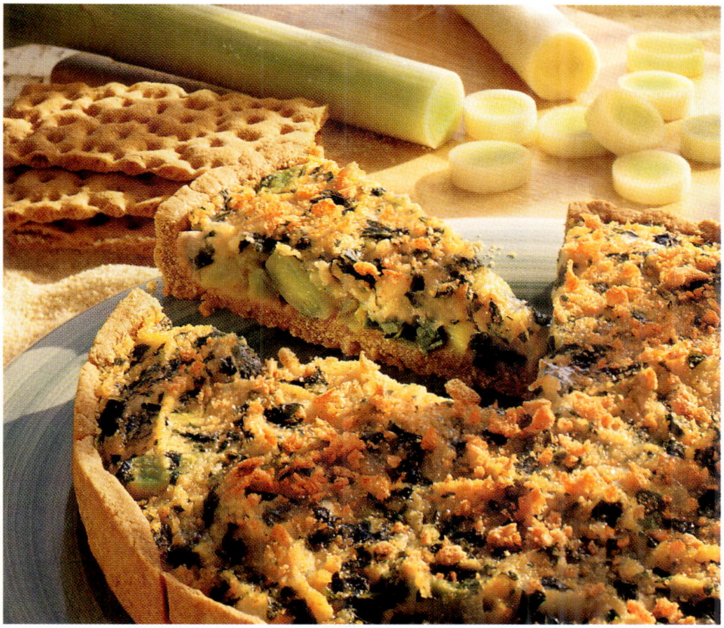

Bereiten Sie vom Kohlrabi-Kartoffel-Gemüse eine größere Menge zu, und Sie haben mit zusätzlich gekochten Kartoffeln gleich eine weitere Mahlzeit.

Lauchquiche* mit Kohlrabizweierlei

1 Den Teig nach dem Grundrezept zubereiten.
2 Für den Belag den Lauch waschen, in Ringe schneiden und im Olivenöl anbraten. Mit etwas Wasser ablöschen. Das Mehl mit Wasser anrühren und den Lauch damit andicken. Die Lauchringe auf dem Teig verteilen.
3 Die Kohlrabiblätter waschen und fein hacken. Kartoffeln und Kohlrabiknolle schälen, in kleine Würfel schneiden und mit den Blättern und 100 Milliliter Wasser weich kochen.
4 Sobald der Kohlrabi und die Kartoffeln weich sind, den Topfinhalt in einen Mixer geben und mit etwas Butter pürieren. Mit Salz würzen, den Grieß untermischen und die Sauce über den Lauch gießen.
5 Das Knäckebrot darüber reiben und die Quiche bei 180 °C (Gas Stufe 3) ca. 35 Minuten backen.

Warm und kalt

Teig:
- 1x Grundrezept mit Dinkel

Belag:
- 3 Stangen Lauch
- 2 EL Olivenöl
- 2 EL Mehl
- 2 Kohlrabi mit Grün
- 3 Kartoffeln
- etwas Sauerrahmbutter
- Salz
- 6 EL Dinkelvollkorngrieß
- 3 Scheiben Knäckebrot

Für 4 Portionen
Zeit: 1 Stunde 15 Minuten

Das Strudelgeheimnis

Mit Vollkornmehl wird der Strudelteig poröser und reißt leichter. Deshalb ist es empfehlenswert, Öl als Bindemittel zu nehmen. Das macht den Teig zwar etwas klebrig, er wird aber nach 40 Minuten Quellzeit sehr geschmeidig.

Strudel ist gar nicht so schwer herzustellen, wenn man einige Dinge beachtet: Der Teig muss gründlichst verknetet werden, und er braucht Zeit zum Ruhen, damit er nicht reißt (am besten in einer zugedeckten Schüssel). Das Aufrollen an sich ist einfach, wenn der Teig auf einem leicht bemehlten Küchenhandtuch ausgerollt wird. Das Küchentuch muss glatt sein, d.h. es darf kein Webmuster haben. Sind Sie mit Strudelteig nicht so vertraut, rollen Sie ihn die ersten Male nicht so dünn aus. Wichtig ist jedoch in jedem Fall, den Teig vor dem Verwenden nochmals fest durchzukneten, dann lässt er sich wunderbar dünn ausrollen.

Strudel* (Grundrezept)

Österreichische Köstlichkeiten

- 250 g frisch gemahlenes Vollkornmehl
- 4 EL Öl
- Salz
- 3–4 EL Mehl zum Ausrollen
- 2 EL Grieß
- 1 EL Margarine zum Einfetten

■ *Für 3–4 Portionen Zubereitungszeit: 15 Minuten, Ruhezeit: 40 Minuten, Backzeit: 40 Minuten*

1 Das Mehl in eine Backschüssel geben und eine Vertiefung in die Mitte drücken. ⅛ Liter lauwarmes Wasser, Öl und Salz in die Vertiefung gießen. Mit den Knethaken des Handrührgeräts oder den Händen zu einem glatten Teig verkneten.

2 Den Teig zu einer Kugel formen, mit lauwarmem Wasser bestreichen (damit er außen nicht antrocknet) und mit einem Küchentuch bedeckt 40 Minuten in einer zugedeckten Schüssel ruhen lassen. Während der Ruhezeit die Füllung vorbereiten.

3 Den Teig vor der Weiterverwendung nochmals kurz durchkneten. Ein Küchentuch auf der Arbeitsfläche ausbreiten und mit Mehl bestäuben. Den Teig auf dem Küchentuch so dünn wie möglich ausrollen.

4 Den Teig mit dem Grieß bestreuen und die Füllung darauf verteilen, 2 Zentimeter Rand lassen. Den Strudel mit Hilfe des Handtuchs aufrollen. Die Ränder gut zusammendrücken und den Strudel in eine gefettete Form oder auf ein Blech rollen.

5 Im Backofen bei 180 °C (Gas Stufe 3) 35 Minuten backen. Gelegentlich mit Wasser oder Öl bestreichen.

Gemüsestrudel**

Grüne Linsen müssen nicht eingeweicht werden

Teig:
- 1x Grundteig

Füllung:
- 1 Tasse grüne Linsen
- Salz
- 1 Möhre
- 1 kleiner Brokkoli
- 1 große Zwiebel
- 1 rote Paprikaschote
- 2 EL Sonnenblumenöl
- 6 Champignons
- 2–3 EL Grieß
- 4 EL geriebenes Vollkornbrot
- 1 EL zerlassene Sauerrahmbutter zum Bestreichen

Für 6–8 Portionen
Zubereitungszeit: 1 Stunde, Backzeit: 40 Minuten

1 Den Teig nach dem Grundrezept herstellen.
2 Die Linsen mit der doppelten Menge Wasser und Salz bei mittlerer Hitze aufkochen. Die Möhre schälen, in feine Scheiben schneiden und ca. 20 Minuten mitgaren.
3 Den Brokkoli waschen, in kleinere Stücke schneiden und zu den Linsen geben.
4 Die Zwiebel abziehen und würfeln. Die Paprika waschen, vierteln, weiße Zwischenwände und Kerne entfernen und die Viertel ebenfalls würfeln. Beides in einer Pfanne mit Sonnenblumenöl anbraten.
5 Die Champignons putzen, blättrig schneiden und mit den Zwiebel-Paprika-Würfeln 5 Minuten dünsten.
6 Sind die Linsen weich, das noch vorhandene Kochwasser abgießen. Die Linsenmischung mit dem Pfannengemüse vermengen, mit Salz würzen und abkühlen lassen.
7 Den Teig wie im Grundrezept beschrieben ausrollen, füllen, mit Butter bestreichen und backen.

Varianten *Die Füllung schmeckt auch ohne Paprika und Champignons.
**Zur Füllung Spinat, Lauch und Fenchel zugeben.

Tipp Bereiten Sie gleich die doppelte Menge der Füllung zu. Püriert eignet sie sich als Sauce für Nudeln. Sie kann auch eingefroren werden.

Sauerkrautstrudel**

Eine schnell zubereitete Füllung

Teig:
- 1x Grundteig

Füllung:
- 3 Äpfel
- 500 g ungewürztes Sauerkraut

Für 6–8 Portionen
Zubereitungszeit: 50 Minuten, Backzeit: 40 Minuten

1 Den Teig nach Grundrezept zubereiten.
2 Die Äpfel waschen, schälen, vom Kerngehäuse befreien, in feine Schnitze schneiden, mit Sauerkraut und ⅛ Liter Wasser aufkochen. Bei schwacher Hitze ca. 30 Minuten ziehen lassen, bis das Kraut weich ist, und etwas abkühlen lassen.
3 Den Teig ausrollen, füllen und backen.

Apfelstrudel kann mit neutralem oder süßem Teig zubereitet werden. Hier eine süße Variante

Teig**:
- 1x Grundrezept mit Dinkel oder Weizen
- 1 EL Birnenfein oder -sirup
- 50 g Sauerrahmbutter

Füllung*:
- 6 mittelgroße süße Äpfel
- 3 EL Vollkorngrieß
- 1 EL Margarine zum Einfetten

■ *Für 6–8 Personen*
Zubereitungszeit: 1 Stunde, Backzeit: 40 Minuten

Klassischer Apfelstrudel**

1 Den Teig nach Grundrezept zusätzlich mit Birnenfein und Butter herstellen.
2 Die Äpfel schälen, vierteln, das Kerngehäuse entfernen und die Viertel fein raspeln. Den Grieß untermischen.
3 Den Teig wie im Grundrezept beschrieben ausrollen, füllen, aufrollen und auf ein gefettetes Backblech legen.
4 Den Strudel bei 180 °C (Gas Stufe 3–4) ca. 40 Minuten backen.

Varianten *Bananenstrudel: Süßer wird der Strudel mit 2 Äpfeln und 4 Bananen als Füllung. Die Bananen der Länge nach halbieren, dann in fingerdicke Scheiben schneiden.
**Den Teig mit Honig oder Apfel- bzw. Birnenfein bestreichen und mit 2 Esslöffeln geriebenen Sonnenblumenkernen bestreuen.
**Aprikosenstrudel: Den Strudel mit 3 Aprikosen und 3 Bananen füllen.

Saucen für Strudel und Aufläufe

Träumen Sie manchmal von Apfelstrudel mit Vanillesauce? Vielleicht kann Sie eine dieser beiden Saucen entschädigen.

Bananensauce*

- 1 EL Sauerrahmbutter oder Margarine
- 4 Bananen

■ *Für 4 Portionen*
Zeit: 5 Minuten

Die Butter schmelzen. Bananen schälen und mit 100 Milliliter Wasser in einem Mixer pürieren. Die Butter zugeben und sofort servieren, sonst wird die Sauce braun.

Bananen-Soja-Sauce*

- ½ l Sojadrink
- 10 g Grieß
- 1 Banane

■ *Für 4 Portionen*
Zeit: 10 Minuten

Den Sojadrink aufkochen und mit dem Grieß andicken. Bananenstücke hinzufügen und die Masse pürieren.

Varianten *Statt Sojadrink kann auch Butter und Wasser verwendet werden.

Kuchen und Aufläufe

Je nach Getreideart verändert der Teig seinen Geschmack. Mit ca. 150 Gramm Hirse schmeckt der Teig nussiger und ist etwas krümelig. Wird ein Teil der Mehlmenge durch gemahlene Haferflocken ersetzt, erhält man einen süßeren Teig.

Für besonders lockere Backwaren kann der Vorgang Ruhen-Durchkneten mehrmals wiederholt werden.

Hefeteig* (Grundrezept)

Haben alle verwendeten Zutaten Zimmertemperatur, gelingt dieser Teig immer

- 500 g Dinkel
- 1 Würfel Hefe
- 80 g Butter oder Margarine

■ *Für 6–8 Portionen*
Zeit: 40–60 Minuten

1 Das Getreide fein mahlen, 300 Milliliter Wasser zugießen, die Hefe hineinbröckeln und mit etwas Mehl verrühren. Mit einem Küchentuch abdecken und 20 Minuten gehen lassen.
2 Die Butterflöckchen zugeben und verkneten. So lange kneten, bis der Teig Blasen wirft. Weitere 30 Minuten an einem warmen Ort abgedeckt gehen lassen.
3 Erneut durchkneten.
4 Nach den Ruhephasen Hefeteig nach Wunsch gestalten, in eine gefettete Form geben und nochmals 20 Minuten gehen lassen.

Körnerbrot*

Gelingt immer und schmeckt ausgezeichnet

- je 200 g Dinkel und Weizen
- 100 g Roggen
- je 50 g Hirse, Leinsamen, Sonnenblumenkerne und Sesam oder grob geschroteter Hafer
- 1 Würfel Hefe
- 1 EL Salz
- 1 EL Margarine zum Einfetten

■ *Für 1 großes Kastenbrot*
Zubereitungszeit: 20 Minuten, Ruhezeit:1 Stunde 30 Minuten, Backzeit: 50 Minuten

1 Dinkel, Weizen und Roggen fein mahlen, Hirse, Leinsamen, Sonnenblumenkerne und Sesam darunter mischen, ¼ Liter lauwarmes Wasser in die Mitte geben, die Hefe hineinbröckeln und mit etwas Mehl verrühren. Alles zu einem leicht klebrigen Teig verrühren, dabei noch ¼ Liter Wasser und das Salz zugeben.
2 Den Teig zugedeckt 1 Stunde an einem warmen Ort gehen lassen. Nochmals durchkneten und weitere 30 Minuten gehen lassen.
3 Eine Kastenform einfetten, den Teig einfüllen und 10 Minuten ruhen lassen. Mit kaltem Wasser bepinseln und im Backofen bei 220 °C (Gas Stufe 4) 50 Minuten backen.

Varianten **Statt Wasser ½ Liter Molke oder ¼ Liter Buttermilch mit ¼ Liter Wasser vermischt verwenden.

Alle Nudelsaucen können als Grundsauce statt Tomatenpüree verwendet werden

Belag
- 1 große Möhre
- 3 Zwiebeln
- 4 EL Olivenöl
- 300 g Pilze
- Salz

■ *Für 6–8 Portionen*
Zubereitungszeit: 1 Stunde 15 Minuten, Backzeit: 45 Minuten

Klassische Pizza*

1 Den Teig nach dem Grundrezept herstellen.
2 Die Möhre waschen, schälen und in feine Würfel schneiden; 1 Zwiebel abziehen, würfeln und mit der Möhre in 100 Milliliter Wasser weich kochen.
3 1 Esslöffel Öl zum Teig geben und nochmals durchkneten. Wieder ruhen lassen.
4 Die restlichen Zwiebeln abziehen und in feine Ringe schneiden. Die Pilze putzen und blättrig schneiden.
5 Ein Backblech einölen und mit dem Teig belegen. Nochmals 10 Minuten gehen lassen.
6 Die Möhren-Zwiebel-Mischung mit dem Kochwasser pürieren, mit Salz würzen und auf dem Hefeteig verteilen. Die Pizza mit den Zwiebelringen und Pilzen belegen und das restliche Olivenöl darauf träufeln.
7 Die Pizza im Backofen bei 175 °C (Gas Stufe 3) 45 Minuten backen.

Varianten ** Mit Ziegenkäse und Oregano bestreuen.
** Mit Lauch-Petersilien-Sauce und Paprikastreifen belegen.

Erst am nächsten Tag schmecken sie richtig gut und lassen sich aus den Förmchen lösen

- 2 reife Bananen
- 1 gehäufter EL Haferflocken
- 2 EL Sonnenblumenkerne
- 1 EL Hirse
- 1 EL Weizen
- 10 g Hefe
- 2 reife Birnen

■ *Für 6 Portionen*
Zubereitungszeit: 35 Minuten, Backzeit: 30 Minuten

Bananen-Birnen-Küchlein*

1 Die Bananen schälen und mit einer Gabel zerdrücken.
2 Haferflocken und Sonnenblumenkerne mahlen und unter das Bananenmus ziehen.
3 Hirse und Weizen fein mahlen, mit der Hefe mischen, 80 bis 100 Milliliter warmes Wasser einrühren, zugedeckt 15 Minuten gehen lassen.
4 Die Birnen schälen, vierteln, das Kerngehäuse entfernen und die Viertel in Scheiben schneiden.
5 Bananenmus, Hefeteiglein und Birnenschnitze vermischen, in eine Muffinform oder in Papierförmchen füllen und bei 190 °C (Gas Stufe 3–4) 30 Minuten backen.

Info In einer Tüte oder Dose aufbewahrt sind sie etwa 2 Wochen haltbar.

Kirschkuchen vom Blech**

Der Kuchen schmeckt frisch gebacken am besten

Teig:
- 500 g Weizen
- 1 Würfel Hefe
- 125 g Sauerrahmbutter
- 125 g Honig
- 125 ml Wasser oder Sojamilch
- Salz

Belag:
- 1 kg Kirschen
- 20 g Sauerrahmbutter
- 1 EL Honig

■ *Für 6–8 Portionen Zubereitungszeit: 1 Stunde 20 Minuten, Backzeit: 30 Minuten*

1 Den Weizen fein mahlen, ¼ Liter lauwarmes Wasser in eine Vertiefung in der Mitte gießen, die Hefe hineinbröckeln und mit etwas Mehl verrühren. Zugedeckt an einem warmen Ort 15 Minuten gehen lassen.

2 Die Butter zerlassen, mit Honig, Wasser oder Sojamilch und Salz zum Teig geben und zu einem elastischen Teig verkneten. Weitere 45 Minuten zugedeckt gehen lassen.

3 Die Kirschen waschen, entsteinen, unter den Teig heben und die Masse auf einem Blech verteilen.

4 Den Kuchen nochmals 10 Minuten ruhen lassen. Bei 200 °C (Gas Stufe 3–4) 30 Minuten backen. Auf einem Gitter auskühlen lassen.

5 Die Butter zerlassen, mit dem Honig verrühren und auf den Kuchen streichen.

Varianten *Statt Weizen 200 Gramm Gerste und 300 Gramm Haferflocken verwenden.

Tipp Der Teig kann auch in Muffinförmchen gebacken werden; dann werden die Küchlein so richtig saftig.

Mürbeteig* (Grundrezept)

Ob als Kuchenboden oder als Keks, dieser Teig schmeckt allen

- 150 g Dinkel oder Weizen
- 100 g Haferflocken
- 1 Apfel oder 1 Banane
- 125 g Sauerrahmbutter oder Margarine

■ *Für eine runde Backform Zubereitungszeit: 10 Minuten, Ruhezeit: 30 Minuten, Backzeit: 40 Minuten*

1 Dinkel oder Weizen fein mahlen, Haferflocken in einem Mixer zu Mehl zerkleinern und unter das Getreide mischen.

2 Die kalte Butter in Flöckchen auf das Mehl setzen, den Apfel darüber reiben oder die Banane zerdrücken, dazugeben und die Zutaten rasch zu einem glatten Teig verkneten. Mit etwas Wasser anfeuchten und zugedeckt bei Zimmertemperatur 30 Minuten ruhen lassen.

3 Bei 175–180 °C (Gas Stufe 3–4) 40 Minuten backen.

Tipp Dieser Teig ist die optimale Unterlage für Früchtekuchen aller Art.

Gedeckter Apfelkuchen**

Überraschung für jede Gelegenheit

Teig:
- 150 g Dinkel
- 100 g Haferflocken
- 50 g Sonnenblumenkerne
- 1 Apfel oder 1 Birne
- 125 g Sauerrahmbutter
- Salz
- 1 EL Birnensirup
- 1 EL Margarine zum Einfetten

Füllung:
- 5–6 Äpfel
- 3 EL Birnensirup

■ *Für 6–8 Portionen Zubereitungszeit: 30 Minuten Backzeit: 40 Minuten*

1 Den Dinkel fein mahlen, Sonnenblumenkerne und Haferflocken in einem Mixer zerkleinern und unter den Dinkel mischen.
2 Das Obst schälen und fein darüber reiben, die Butter in Flöckchen auf das Mehl setzen, Salz und Birnensirup dazugeben. Den Sirup erst mit einem Kochlöffel im Mehl verteilen, dann die Zutaten mit den Händen rasch zu einem glatten Teig verkneten.
3 ⅔ des Teiges auf einer bemehlten Arbeitsfläche ausrollen, in eine gefettete Form von 26 Zentimeter Durchmesser legen und einen Rand hoch ziehen.
4 Die Äpfel schälen, das Kerngehäuse ausstechen, das Fruchtfleisch grob reiben und auf dem Teig verteilen.
5 Den restlichen Teig dünn ausrollen, auf die Apfelfüllung legen und den Rand andrücken. Mit dem Birnensirup bestreichen.
6 Den Kuchen bei 180 °C (Gas Stufe 3) ca. 40 Minuten backen.

Muffins* (Grundrezept)

In den USA schon lange ein Klassiker, werden Muffins auch bei uns immer beliebter

- 100 ml Sonnenblumenöl
- 100 g Banane
- ½ TL Salz
- 250 g gemahlener Weizen oder Dinkel

■ *Für eine 12er Form Zubereitungszeit: 10 Minuten, Backzeit: 30 Minuten*

1 Öl, Banane, 125 Milliliter Wasser und Salz in einen Mixer geben und pürieren, bis eine homogene Creme entstanden ist (das dauert ca. 1 bis 2 Minuten).
2 Die Creme zum Mehl gießen und zu einem klumpigen Teig, der schwer vom Löffel fällt, verarbeiten. Nicht zu stark verrühren.
3 Die Muffintassen zu ⅔ füllen und den Teig ca. 30 Minuten bei 190 °C (Gas Stufe 3) backen.
4 Die Muffins etwas abkühlen lassen und auf einen Küchenrost stürzen.

Varianten *Apfelmuffins: 1 großen Apfel waschen, mit Schale grob reiben und unter die Teigmischung heben. 1 Birne mit oder 1 Banane ohne Schale, in kleine Würfel geschnitten, unterheben.

**Hafermuffins: 1 Tasse Haferflocken mit ½ Tasse Wasser übergießen. Eine weitere ½ Tasse Haferflocken im Mixer zu Mehl zerkleinern. 2 Äpfel zu Mus reiben. Mit je 100 Milliliter Öl und Wasser verrühren, mit eingeweichten Haferflocken und Hafermehl mischen, abfüllen und backen.
**Für süße Muffins bis zu 3 Esslöffel flüssigen Honig mit 1 Banane pürieren.

Tipp Eine Muffinform ist beschichtet, daher lassen sich die Kuchen leicht herauslösen. Die Beschichtung gibt keine Stoffe an das Gebäck ab. Wer mit Papierförmchen backen möchte, kann diese selbst herstellen. Die ausführliche Beschreibung finden Sie im Tipp bei Schokocrossies, Seite 94.

Saftige Muffins mit Backpulver**

In einer halben Stunde erwarten Sie Gäste? Dann reicht die Zeit noch, um saftige Muffins zu backen. So heißen die kleinen Küchlein, die in Papierförmchen beim Bäcker zu finden sind. Für den Hausgebrauch gibt es Formen mit sechs oder zwölf Muffintassen. Der Teig ist mit wenig Aufwand schnell angerührt.

Muffins mit Backpulver gehen stärker auf. Deshalb darf der Teig nur zu knapp ⅔ in die Tassen eingefüllt werden

- 60 ml Sonnenblumenöl
- 75 g Banane
- 10 Aprikosen
- ½ TL Salz
- 250 g gemahlenes Getreide
- 2 gestrichene TL Weinsteinbackpulver

■ *Für eine 12er Form*
Zubereitungszeit: 10 Minuten, Backzeit: 30 Minuten

1 Öl, Banane, 2 Aprikosen, 125 Milliliter Wasser und Salz im Mixer pürieren.
2 Das Getreide mit dem Weinsteinpulver vermischen. Das Püree zum Mehl gießen und leicht untermischen.
3 Die restlichen Aprikosen waschen, halbieren, entsteinen, in kleine Würfel schneiden und unter den Teig mischen.
4 Die Muffintassen mit Teig füllen und ca. 35 Minuten bei 190 °C (Gas Stufe 3) im Backofen backen.

Varianten **Mit den Aprikosen noch 50 Gramm gehackte Mandeln unterheben.
**Zwetschgenmuffins: 12 Zwetschgen, in Würfel geschnitten, als Fruchteinlage verwenden. Diese Muffins werden so saftig wie Zwetschgendatschi.
**Zwetschgen-Joghurt-Muffins: In das Püree ½ Becher Joghurt und 2 Esslöffel Honig statt Banane geben.
***Würzige Zwetschgenmuffins: ½ Teelöffel Zimt zufügen.
***Heidelbeermuffins: 120 Gramm tiefgefrorene Heidelbeeren unter den Teig heben.

Für Backen mit Kindern

- 500 g Gerste
- Salz
- 250 g Sauerrahmbutter
- 1 EL Margarine zum Einfetten
- 1,5 kg Äpfel

■ *Für 8–12 Portionen Zubereitungszeit: 40 Minuten, Backzeit: 35 Minuten*

Schneller Obstkrümelkuchen*

1 Die Gerste fein mahlen, salzen, die Butter in Flöckchen auf das Mehl setzen, mit den Händen oder den Knethaken des Handrührgeräts verkneten und den Teig auf ein gefettetes Backblech krümeln.

2 Die Äpfel, schälen, vierteln, das Kerngehäuse entfernen und die Viertel in Spalten schneiden. ⅓ davon mit 150 Milliliter Wasser weich dünsten.

3 Die restlichen Apfelspalten auf dem Teig verteilen.

4 Das Apfelkompott mit einer Gabel zerdrücken, auf dem Kuchen verteilen und 35 Minuten bei 175 °C (Gas Stufe 2–3) backen.

Varianten *1 Kilogramm Äpfel durch 5 bis 7 Bananen ersetzen. Allerdings müssen sie mit Kompott gut bedeckt sein, sonst werden die Bananenscheiben beim Backen braun.
*Sonnenblumenkerne und Sesam oder Mandelstifte auf dem Obst verteilen und mitbacken.
**Zwetschgen und Äpfel gemischt oder Aprikosen auf den Teig geben.
**Sirup dünn über den Belag gießen oder zum Süßen 1 bis 2 Esslöffel Honig mit dem Kompott verrühren.

Geschnitten sehen die Aprikosen in Apfelsauce wie Spiegeleier aus

- 500 g Dinkel
- Salz
- 250 g Sauerrahmbutter
- 1 EL Margarine zum Einfetten
- 1 kg Äpfel
- 1 kg Aprikosen

■ *Zutaten für 8-12 Portionen Zubereitungszeit: 40 Minuten, Backzeit: 35 Minuten*

Aprikosenkuchen**

1 Den Dinkel fein mahlen, salzen, die Butter in Flöckchen auf das Mehl setzen, verkneten und den Teig auf ein gefettetes Backblech krümeln.

2 Die Äpfel schälen, vierteln, das Kerngehäuse entfernen, die Viertel mit 150 Milliliter Wasser weich dünsten. Dann mit einer Gabel grob zerdrücken und auf dem Teig verteilen.

3 Die Aprikosen waschen, halbieren und entkernen. Die Aprikosenhälften mit der Schale nach oben nicht zu dicht auf den Teig setzen.

4 Den Kuchen 35 Minuten bei 175 °C (Gas Stufe 2–3) backen.

Apfelauflauf*

1 Die Äpfel schälen, vierteln, das Kerngehäuse entfernen, das Fruchtfleisch in Scheiben schneiden und in eine gefettete runde Auflaufform legen.
2 Die Butter zerlassen, mit Haferflocken und Weizenvollkornmehl vermischen und über das Obst geben.
3 Sonnenblumenkerne und Sesam darüber streuen und den Auflauf bei 190 °C (Gas Stufe 3) 40 Minuten im Backofen backen.

Varianten **Zwetschgenauflauf: Meist sind Zwetschgen etwas säuerlich; deshalb ist es ratsam, diesen Auflauf zu süßen: 1 Esslöffel Honig mit 2 Esslöffeln Wasser verrühren und die entsteinten Zwetschgen damit bestreichen, mit Streuseln aus 2 Tassen Weizenvollkornmehl, 100 Gramm zerlassener Butter und Salz bestreuen und wie oben backen.

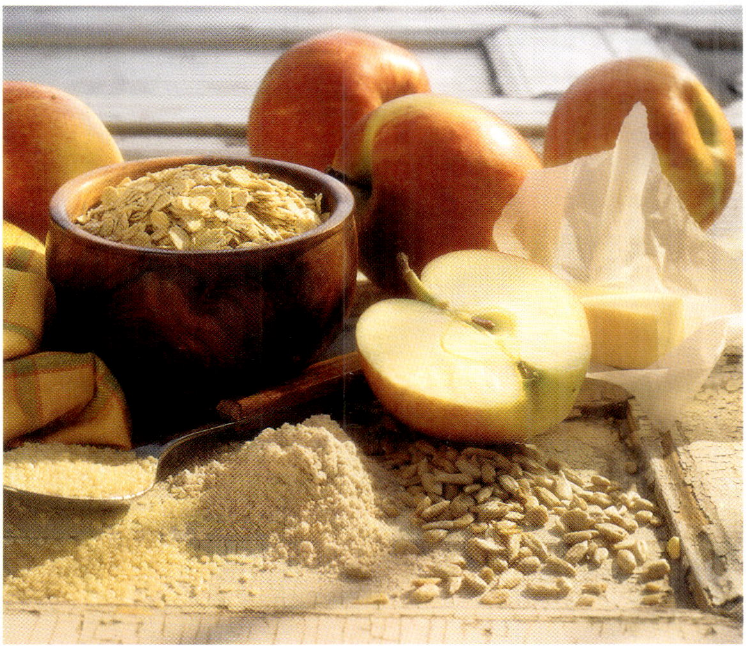

Ein köstlicher Genuss, der warm am besten schmeckt. Es kann sowohl in einer runden Auflaufform als auch in Souffléschälchen portioniert gebacken werden

- 1 kg Äpfel
- 100 g Sauerrahmbutter
- 1 Tasse Haferflocken
- 1 Tasse Weizenvollkornmehl
- je 3 EL Sonnenblumenkerne und Sesamkörner

■ *Für 4 Portionen*
Zubereitungszeit: 20 Minuten, Backzeit: 40 Minuten

*Dieser Auflauf lässt sich mit darüber geriebenen Mandeln** verfeinern. Anstelle des genannten Obstes können auch Aprikosen** verwendet werden.*

Plätzchen und Pralinen

Süßigkeiten und Naschen – was wäre die Kindheit ohne sie. Aber gerade Süßigkeiten und Plätzchen lösen oft allergische Schübe aus. Ganz darauf verzichten muss allerdings niemand. Die folgenden Rezepte sollen zu einem Genuss ohne schlimme Folgen verhelfen.

Schnelle Doppeldecker*

Süßigkeit ohne Backen

- ½ Banane
- 4–6 Roggenschnitten

Für 1 Portion
Zeit: 5–10 Minuten

1 Die Banane schälen, mit einer Gabel zerdrücken und cremig rühren.
2 Die Bananencreme nicht zu dünn auf die Roggenschnitten aufstreichen und mit einer weiteren Brotscheibe bedecken.

Varianten **Schokodoppler: Verwenden Sie anstatt der Bananencreme Schokocreme (Rezept, siehe Seite 36).

Kolatschen*

Für Kinder optimal

- 400 g Weizen
- 100 g Haferflocken
- Salz
- 250 g Sauerrahmbutter
- 6 EL Birnenfein

Für 1 Blech
Zubereitungszeit: 35 Minuten, Backzeit: 10 Minuten

1 Den Weizen fein mahlen. Die Haferflocken in einem Mixer zu Mehl zerkleinern und mit dem Salz zum Weizen geben.
2 Die Butter in Flöckchen auf das Mehl setzen, 2 Esslöffel Birnenfein zufügen, erst etwas verrühren, mit der Hand weiter kneten, bis eine feste Teigkugel entstanden ist, die nicht mehr an den Händen klebt.
3 Den Teig zugedeckt 20 Minuten ruhen lassen.
4 Zur Fertigstellung kleine Teigkugeln formen, in die Mitte mit einem Kochlöffelstiel eine Vertiefung drücken und diese mit Birnenfein füllen.
5 Die Kolatschen auf ein Backblech legen und bei 180 °C (Gas Stufe 3) 10 Minuten backen.

Varianten *Obstmus als Füllung: Dazu ½ Apfel fein reiben und zusammen mit ½ Banane vermischen; oder mit einer Mischung aus ½ geriebenen Apfel und 1 Esslöffel Honig füllen.

Birnen-Hafer-Kekse*

Schnell geformt und gebacken

- 250 g Dinkel
- 100 g feine Haferflocken
- 150 g Sauerrahmbutter
- 2 Birnen
- Salz
- 1 EL Margarine zum Einfetten

Für 1 Blech
Zubereitungszeit: 20 Minuten, Backzeit: 20 Minuten

1 Das Getreide mahlen und mit den Haferflocken gut vermischen.
2 Die Butter zerlassen. Die Birnen schälen, vierteln, entkernen und mit Butter und Salz pürieren.
3 Das Püree in die Mitte des Mehls geben und mit einem Rührlöffel schnell zu einem Teig verrühren.
4 Kleine Häufchen der Teigmasse auf ein gefettetes Blech setzen und bei 170 °C (Gas Stufe 2) etwa 15 Minuten backen.

Heidesand**

Den Teig über Nacht ruhen lassen

- 400 g Weizen- oder Dinkelmehl
- Salz
- 100 g Honig
- 250 g Sauerrahmbutter
- 1 EL Margarine zum Einfetten

Für 2 Bleche
Zubereitungszeit: 25 Minuten, Ruhezeit: 1 Stunde, Backzeit: 15 Minuten

1 Das Getreide fein mahlen, Salz und Honig zugeben, die kalte Butter in Flöckchen auf das Mehl setzen und die Zutaten rasch zu einem glatten Teig verkneten.
2 2 Rollen mit etwa 4 Zentimeter Durchmesser formen. Diese in Frischhaltefolie einwickeln und mindestens 1 Stunde im Kühlschrank ruhen lassen.
3 Von den Rollen etwa 3 bis 4 Millimeter dicke Scheiben schneiden, auf ein gefettetes Backblech legen und bei 170 °C (Gas Stufe 2) ca. 15 Minuten backen.
4 Auf einem Gitter abkühlen lassen.

Carobmakronen**

Kleine Köstlichkeiten ohne Backen

- 100 g Sauerrahmbutter
- 2 TL Carob
- 1 EL Honig
- 4 EL Sonnenblumenkerne
- 4 EL Sesam
- 100 g Puffreis
- ½ Päckchen kleine Oblaten

Für 2 Bleche
Zubereitungszeit: 15 Minuten, Kühlzeit: 20 Minuten

1 Die Butter zerlassen, das gesiebte Carob und den Honig unterrühren.
2 Abwechselnd Sonnenblumenkerne, Sesam und Puffreis unter Rühren dazugeben. Es soll ein zäher Teig entstehen.
3 Mit einem Löffel Häufchen auf die Oblaten setzen.
4 Die Makronen im Kühlschrank in 15 bis 20 Minuten fest werden lassen.

Tipp Die Butter-Honig-Carob-Creme eignet sich auch als Brotaufstrich.

Flockenkekse**

Für diese Kekse benötigen Sie keine Maschine. Der Teig klebt und tropft nicht und muss nicht ausgerollt werden. Ideal für kleine Helfer

- 250 g Haferflocken
- 100 g Sonnenblumenkerne
- 60 g Vitaquell extra oder Sauerrahmbutter
- 100 g Birnensirup
- 1 EL Margarine zum Einfetten

■ *Für 1 Blech*
Zubereitungszeit: 20 Minuten, Backzeit 20 Minuten

1 Haferflocken und Sonnenblumenkerne gut mischen, den Fettstoff in Flöckchen darauf verteilen, Birnensirup und 4 Esslöffel Wasser darüber gießen, erst mit einem Löffel verrühren, dann mit den Händen zu einem geschmeidigen Teig verkneten.

2 Aus dem Teig Kügelchen formen und auf ein gefettetes Blech setzen. Bei 150 °C (Gas Stufe 1–2) in 15 bis 20 Minuten trocknen.

Varianten **Für Haferpuffies einen Teig aus 200 Gramm Haferflocken, 50 Gramm Puffreis, 3 Esslöffeln Sonnenblumenkernen, 100 Gramm Birnensirup, 60 Gramm Sauerrahmbutter und 5 Esslöffeln Wasser wie oben beschrieben zubereiten.
*Für einen fruchtigen Geschmack sorgen in Würfel geschnittene, gedörrte Äpfel, die mit in den Teig geknetet werden.
**Auch Kakao oder Rosinen können in den Teig eingearbeitet werden.

Marzipanhauch**

Das weiche Innere der Kekse erinnert an Marzipan. Sie schmecken warm am besten

- 75 g Sauerrahmbutter
- 1 Birne
- 1 EL Birnenfein (oder Honig)
- Salz
- 75 g Haferflocken
- 3–5 EL Weizenmehl
- etwas Öl für das Blech

■ *Für 1 Blech*
Zubereitungszeit: 20 Minuten, Backzeit 20 Minuten

1 Die Butter in einem kleinen Topf zerlassen.

2 Die Birne schälen und fein reiben.

3 Butter, Birnenmus, Birnenfein und Salz so lange verrühren, bis eine homogene, cremige Masse entstanden ist.

4 Die Haferflocken in einem Mixer zerkleinern. Löffelweise Weizen- und Hafermehl zur Creme geben und verrühren. Der Teig muss leicht klebrig sein, ähnlich wie für Makronen.

5 Mit einem nassen Löffel kleine Teighäufchen auf ein wenig gefettetes Blech setzen und mit einer Gabel flach drücken.

6 Bei 170 °C (Gas Stufe 2) 15 bis 20 Minuten backen. Auf einem Kuchengitter auskühlen lassen. Beim Herausholen sind die Plätzchen noch sehr weich, bekommen aber beim Abkühlen eine feste Kruste.

Sesam-Weizen-Kekse**

1 Den Sesam in einer ungefetteten Pfanne bei mittlerer Hitze anrösten. In eine Rührschüssel schütten.
2 Den Weizen mahlen, zum Sesam geben und locker vermischen.
3 Die Butter in Flöckchen auf das Mehl setzen, den Birnensirup hinzufügen und die Zutaten kräftig durchrühren.
4 Ein Backblech mit Backpapier auslegen und mit einem nassen Teelöffel kleine Teighäufchen darauf setzen. Bei 170 °C (Gas Stufe 2) in 10 bis 12 Minuten knusprig backen lassen.

Die Plätzchen sind wegen des Sesams nur 2 Wochen haltbar

- 100 g Sesam
- 200 g Weizen
- 125 g Sauerrahmbutter
- 2 EL Birnensirup

Für 1 Blech
Zubereitungszeit: 15 Minuten, Backzeit: 12 Minuten

Birnenkugeln*

1 Die getrockneten Birnen fein hacken oder durch einen Fleischwolf drehen.
2 Das Roggenknäckebrot in grobe Stücke brechen, mit den Sonnenblumenkernen in einem Mixer zerkleinern und mit den Birnen vermischen, bis eine nicht allzu klebrige Masse entstanden ist.
3 Aus dieser Masse Kugeln formen. Die Kugeln im Kühlschrank aufbewahren. Sie sind etwa 10 Tage haltbar.

Varianten *Apfelkugeln: Die Birnen durch Äpfel ersetzen. Die Apfelkugeln schmecken säuerlich; in Sonnenblumenmehl gewendet erhalten sie eine hellere Farbe.

Tipp Haben Sie viele frische Birnen, können Sie diese auch selbst trocknen. Allerdings benötigen Sie dazu einiges an Zeit. Schälen Sie 5 süße, reife Birnen, schneiden Sie diese in Achtel und entkernen Sie sie. Die Schnitze werden nebeneinander auf einem Rost (Brat- oder Grillrost) verteilt und bei 50 °C einige Stunden im Backofen getrocknet. Vorsicht: Nicht zu trocken werden lassen, sonst lassen sie sich gehackt nicht mehr kneten. Falls das Obst doch zu trocken wurde, etwas Butter zufügen.

Hervorragend für Geburtstagsfeiern im Kindergarten oder zu Hause geeignet

- 100 g getrocknete Birnen
- 2 Scheiben Roggenknäckebrot
- 4 EL Sonnenblumenkerne

Für 20 Kugeln
Zeit: 20 Minuten

Eine süße Versuchung, bei der man nur schwer widerstehen kann

- 100 g Sauerrahmbutter
- 1 EL Kakaopulver
- 1 EL Blütenhonig
- 100 g Cornflakes

■ *Für 30 Stück*
Zeit: 20 Minuten

Schokocrossies**

1 Die Butter in einem kleinen Topf zerlassen und von der Kochstelle nehmen.
2 Honig und Kakao dazugeben und glatt rühren, bis eine homogene Masse entstanden ist.
3 Die Hälfte der Cornflakes in die Kakaobutter schütten. Den Rest mit den Händen etwas zerdrücken und ebenfalls dazu geben. Dadurch erhält die Masse eine bessere Bindung.
4 Die Flakes so lange unterrühren, bis sie vollständig mit der Kakaomasse bedeckt sind.
5 Mit 2 Teelöffeln kleine Häufchen in Papierförmchen setzen und erkalten lassen.

Pralinenpapierförmchen können Sie selbst herstellen. Schneiden Sie aus Pergamentpapier Quadrate mit 6 bis 7 Zentimeter Seitenlänge aus. (Für Muffinförmchen müssen die Seiten 12 bis 13 Zentimeter lang sein.) Legen Sie das Papier über einen Korken, und drücken Sie es an der Seite herunter.

Varianten **Cremige Crossies: Wer ein großer Schokoladenfan ist und es noch süßer haben will, sollte diese Variante ausprobieren: 100 Gramm Sauerrahmbutter mit 1½ Esslöffeln Kakaopulver und 1½ Esslöffeln Blütenhonig zu einer glatten Creme vermischen; dann allerdings nur mit 80 Gramm Cornflakes weiterverfahren wie oben im Rezept beschrieben. Die Crossies sind süßer und cremiger und eignen sich gut als Weihnachtsgebäck.

Süß und einfach

- 50 g Sonnenblumenkerne
- 50 g Mandeln
- 50 g Sesam
- 2 EL Mandelmus
- 50 g Blütenhonig
- 40 Oblaten

■ *Für 20 Stück*
Zeit: 20 Minuten

Mandeltaler**

1 Sesam in einer Pfanne ohne Fett anrösten und abkühlen lassen.
2 Sesam, Sonnenblumenkerne und Mandeln in einem Mixer zerkleinern. Mit Mandelmus und Honig zu einem formbaren Teig verkneten, eventuell 1 bis 2 Esslöffel Wasser hinzufügen.
3 Die Masse mit einem Löffel dünn auf eine Oblate verteilen und mit einer weiteren abdecken.

Varianten **Je nach Lust und Geschmack kann die Masse auf den Oblaten mit zerriebenem Knäckebrot oder gemahlenen Sonnenblumenkernen bestreut werden.

Über die Autorin

Ursula Lausterer, Sozialpädagogin und Mutter zweier Kinder, die von Neurodermitis betroffen sind, leitet seit 1993 Gesprächskreise in der Sindelfinger Familienfortbildungsstätte mit Eltern, die Kinder mit Neurodermitis haben. Seit 1995 arbeitet sie als freie Beraterin und gibt Kurse zum Umgang mit dieser Erkrankung.

Literaturnachweis

Dreikurs, Rudolf/Vicky Soltz: Kinder fordern uns heraus. Klett-Cotta. New York 1964, Stuttgart 1997 (Neuauflage)
Ferber M.D., Richard Schlaf: Kindlein Schlaf. Edition Trobisch. Krehl 1994
Gürtler, Norbert/Kammerer, Doro: Stillwerden und Entspannen. Herder-Verlag. Freiburg 1995
Hellermann, Mechthild: Gut essen und leben mit Neurodermitis und anderen Allergien. Verlag Mechthild Hellermann. Schwelm 1994
Müller, Else: Die Mondschaukel. Kösel-Verlag. München 1993
Rogge, Jan-Uwe: Kinder brauchen Grenzen. Reinbek. Hamburg 1994
Rogge, Jan-Uwe: Eltern setzen Grenzen. Reinbek. Hamburg 1995
Stemmann, E. A.: Neurodermitis ist heilbar. Das Geslenkirchener Behandlungsverfahren. Kaivos Verlag. Peine 1987

Hinweis

Das vorliegende Buch ist sorgfältig erarbeitet worden. Dennoch erfolgen alle Angaben ohne Gewähr. Weder Autorin noch Verlag können für eventuelle Nachteile oder Schäden, die aus den im Buch gemachten praktischen Hinweisen resultieren, eine Haftung übernehmen.

Bildnachweis

Rees Peter, Köln: Titelbild, 32, 37, 42, 48, 55, 63, 71, 79, 89; Südwest Verlag, München: 9 (Kristiane Vey), 12 (Karl Newedel), 14 (Bodo Schieren), 22 (Michael Nagy); The Image Bank, München: 5 (Peter Hendrie), 6 (Guido A. Rossi); Tony Stone, München: U4 (Paul Harris), 1 (Andrea Monikos), 4 (Sara Gray), 21 (Ebby May), 26 (Chris Everard)

Impressum

Redaktion:
Dr. Judith Schuler
Rezepteredaktion:
Norbert Müller
Projektleitung:
Stephanie Wenzel
Redaktionsleitung:
Dr. med. Christiane Lentz
Bildredaktion:
Sabine Kestler
Produktion:
Manfred Metzger
Umschlag:
Heinz Kraxenberger, München
DTP:
Klaus-Manuel Rehfeld
Druck:
Color-Offset, München
Bindung:
R. Oldenbourg, München
Printed in Germany

Gedruckt auf chlor- und säurearmem Papier

ISBN 3-517- 07606-6

Wir danken dem Deutschen Reform-Verlag für die Produktüberprüfung.

Rezepteregister